协和护士说

风湿免疫病那些事儿

编者名单

丛书主编 郭　娜　霍晓鹏

丛书副主编 夏　莹　马芳芳

主　　编 李香风　马　平

副 主 编 白晨晓　崔　爽

编　　者（按姓氏笔画排序）

马　平　王羽晨　王坤玲　白晨晓

李香风　杨玉洁　余晓雨　陈娇娇

赵　灿　高玲玲　崔　爽　韩雪儿

黎　珍　潘金平

审核专家 彭琳一

中国协和医科大学出版社

北　京

图书在版编目（CIP）数据

风湿免疫病那些事儿 / 李香风，马平主编 . -- 北京：中国协和医科大学出版社，2025. 8. --（协和护士说）.
ISBN 978-7-5679-2696-7

Ⅰ . R593.21；R473.5

中国国家版本馆 CIP 数据核字第 2025BQ2313 号

主　　编　李香风　马　平
策划编辑　杨雪娇
责任编辑　李元君　聂志扬
封面设计　河北回声文化传播有限公司
责任校对　张　麓
责任印制　黄艳霞
出版发行　**中国协和医科大学出版社**
（北京市东城区东单三条 9 号　邮编 100730　电话 010-65260431）
网　　址　www.pumcp.com
印　　刷　北京联兴盛业印刷股份有限公司
开　　本　880mm×1230mm　1/32
印　　张　3
字　　数　60 千字
版　　次　2025 年 8 月第 1 版
印　　次　2025 年 8 月第 1 次印刷
定　　价　45.00 元

前　言

在浩瀚的医学星海中，内科犹如一座坚实的灯塔，引领着临床医学的航向。随着时代的进步和科技的飞跃，民众对健康知识的渴求越发强烈。在信息洪流中，如何筛选准确、科学的医学信息，成为当代社会的迫切需求。为此，我们精心策划了“协和护士说”系列丛书，旨在搭建一座连接专业与大众的桥梁。

本系列丛书广泛涉猎内科的多个领域，包括但不限于如心血管系统、呼吸系统、消化系统、泌尿系统及内分泌系统等，构建起一个全面而深入的内科知识网络。我们以问答为载体，针对患者及公众最为关心的内科问题，从疾病的根源、症状表现、诊断流程、治疗方案到预防措施，逐一进行详尽而通俗的解析。无论是高血压、冠心病的悄然来袭，还是感冒、肺炎季节变换，抑或胃炎、胃溃疡日常困扰，我们都将以科学之名，为您一一揭开它们的神秘面纱。

尤为值得一提的是，本系列丛书每一个问题均源自住院患者的真实关切，它们不仅是医学知识的探讨，更是患者生活体验的映射。通过这样的收集与整理，我们力求使科普内容更加贴近人心，更加符合实际需求，从而帮助每一位读者在面对健康挑战时，都能拥有更加从容不迫的心态与更加科学合理的应对之策。

此外，“协和护士说”系列丛书还是一座沟通医护与患者温馨的桥梁。医生与护士可借此向患者推荐相关的科普内容，不仅有助于患者更好地理解病情与治疗方案，更能激发他们参与治疗的积极性与主动性，形成医患双方共同努力的良好氛围。

在此，我们诚挚地邀请每一位热爱生活的读者加入这场健康知识的盛宴。无论您是对内科领域充满好奇的探索者，还是正在与疾病斗争的勇士，抑或关心家人健康的守护者，我们都将竭诚为您提供最权威、最实用的内科科普知识。让我们携手并进，在探索健康的道路上不断前行，共同守护生命的美好与希望！

郭　娜

2025 年 6 月

目　录

一 认识风湿免疫病

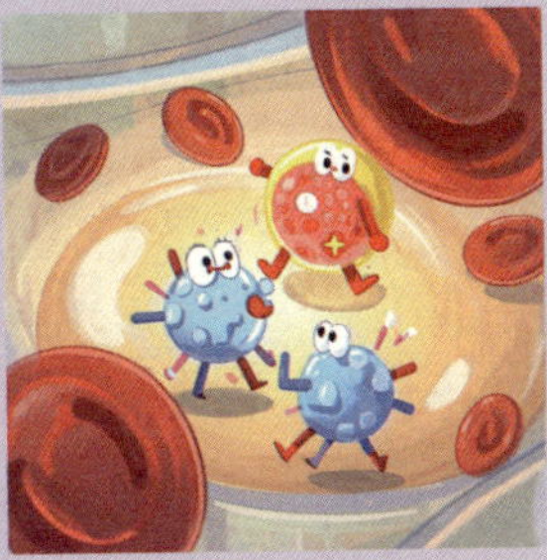

1. 什么是风湿免疫病

风湿免疫病是指一组慢性的、反复发作的、自身免疫病症。这类病症一般涉及复杂的炎症反应和免疫反应，可影响关节、软组织、血管、心脏和肌肉等器官系统或组织。风湿免疫病的发病机制复杂多样，但都伴有免疫功能异常。绝大多数风湿免疫病与自身免疫反应有关，即机体免疫调节紊乱、稳定功能失调，无法区分“自己”和“非己”，错误地将自身健康的细胞、组织当成敌人而进行持续、猛烈地攻击，最终可造成局部甚至全身组织、器官受损。患者体内有多种自身抗体（如抗核抗体、类风湿因子）和炎症因子（如肿瘤坏死因子 -α、白介素 -1）过表达，多伴微小血管损害。

2. 为什么会得风湿免疫病

风湿免疫病的发病原因是复杂多样的，可能是多种因素相互作用的结果。以下是一些常见的导致风湿免疫病的因素。

（1）遗传因素：某些风湿免疫病具有家族遗传倾向。遗传基因可能携带了与疾病相关的突变或异常表达，增加了个体患病的风险。例如，类风湿关节炎、系统性红斑狼疮等疾病在同一家族中可能有多人患病。携带特定遗传基因型的个体更容易患上风湿免疫病。目前，通过基因检测等手段可在一定程度上进行早期筛查，但难以完全避免遗传因素带来的风险。

（2）环境因素：长期处于寒冷、潮湿的环境中可能诱发风湿免疫病。寒冷和潮湿会影响关节周围的血液循环，使关节滑膜等组织受到不良刺激，导致局部炎症反应。此外，化学物质、重金属、紫外线等环境因素也可能对免疫系统产生影响，触发免疫反应，进而引发风湿免疫病。改善居住和工作环境，保持干燥和温暖，以及避免接触有害物质，有助于减少发病风险。

（3）感染因素：细菌、病毒、支原体等病原体感染人体后，可能引发免疫系统的异常反应，从而导致风湿免疫病的发生。例如，A组乙型溶血性链球菌感染后可能引发风湿热，进而引起关节炎、心脏炎等症状。感染会触发机体的免疫反应，在某些情况下，这种免疫反应可能失去控制，导致自身免疫攻击，进而损伤关节、心脏等组织器官。积极预防感染，注意个人卫生，勤洗手，避免接触感染源，在流感高发季节接种疫苗等，有助于降低感染引发的风湿免疫病风险。

（4）内分泌因素：内分泌失调尤其是雌激素水平的变化对风湿免疫病有影响。女性在生理期、孕期、哺乳期、更年期等特殊时期，雌激素水平波动较大，这期间患风湿免疫病的风险相对较高。雌激素可能影响免疫系统的调节，使机体更容易出现免疫异常。维持内分泌平衡，规律生活作息，以及在某些特殊时期特别注意身体的变化，有助于减少患病风险。

（5）免疫紊乱：免疫紊乱是风湿免疫病的核心发病机制。正常情况下，免疫系统能够识别自身和外来物质，对入侵的病原体进行攻击和清除，同时对自身组织保持免疫耐受。然而，在某些因素的影响下，免疫系统可能发生紊乱，开始错误地攻击自身组织和器官，从而引发风湿免疫病。这种紊乱可能是多种因素综合作用的结果，如上述的遗传、环境、感染、内分泌等因素相互影响，最终导致免疫功能失调。目前针对免疫紊乱的治疗主要是通过药物调节免疫系统，抑制过度的免疫反应。

3. 风湿免疫病会传染吗？会遗传吗

风湿免疫病是自身免疫功能的紊乱导致的，并不是病原体感染直接导致的，因此不具有传染性。风湿免疫病的发病机制中存在一定的遗传因素，携带风湿免疫病相关易感基因会导致风湿免疫病发病概率增高。但是，风湿免疫病的发生是多种因素共同作用的结果，即使携带易感基因也不一定发病，因此不完全是遗传性疾病。

4. 风湿免疫病可以预防吗

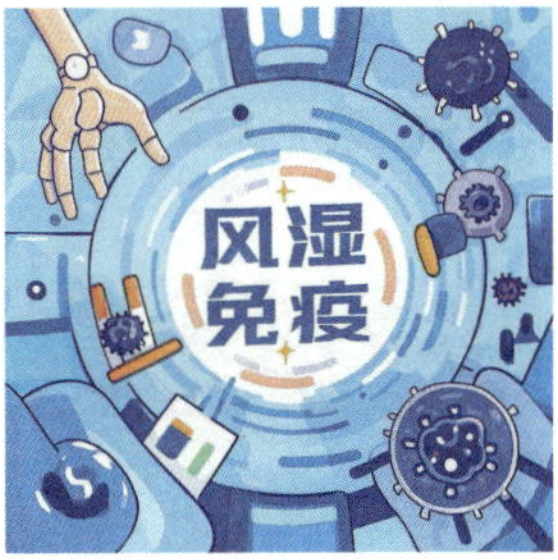

不可以。风湿免疫病虽不能预防，但通过避免感染和减少染发、文身等化学物品的接触，可以降低患病的风险。应提倡加强锻炼、防寒保暖、合理作息、平衡饮食等健康的生活方式。

5. 父母确诊风湿免疫病后有必要带孩子去筛查吗

风湿免疫病具有一定的遗传倾向，但不是遗传病，患者近亲属不需要常规进行遗传筛查，可根据自身情况决定。但当孩子出现反复发热、关节疼痛、皮疹、光过敏、口腔溃疡、双手遇冷变白、变紫等不适症状时，应及时去医院检查。

6. 是不是吹风受凉后更容易得风湿免疫病

潮湿、寒冷等环境因素并不是风湿免疫病的明确病因。但对于已经患有风湿免疫病的患者，受凉可能会导致局部血管循环不畅，可诱发患者的关节疼痛等症状加重。

7. 文身会引起风湿免疫病吗

文身过程中使用的针头、颜料或其他工具如果未经过严格的消毒，会导致细菌、病毒或其他微生物侵入皮肤，操作不当可能会造成皮肤的感染，同时文身颜料可能增加过敏和诱发自身免疫功能紊乱的风险。

8. 免疫指标异常就是得风湿免疫病了吗

风湿免疫病的诊断和鉴别诊断较为复杂，需结合多项指标及临床症状综合考虑。正常情况下机体对自身组织器官不会出现免疫反应，但当自身免疫亢进时，机体会产生针对自身组织器官、细胞及胞内成分的抗体，也称为自身抗体，这是风湿免疫病的重要标志，通常也称为免疫指标。当自身抗体浓度较低时,对自身健康通常无明显影响。只有当自身抗体超过一定量时，才会导致疾病的发生。因此若发现免疫指标异常，应及时前往专科就诊。

9. 为什么得了风湿免疫病要进行口腔科和眼科检查

风湿免疫病可累及多个系统，可能累及眼部及口腔。风湿免疫病可损害多个关键眼部结构，如结膜、虹膜、巩膜和视网膜，引发炎症、纤维化和血管问题，甚至可能严重损害视力，最终导致失明。风湿免疫病也可损害口腔健康情况，引起牙龈肿胀、口腔溃疡、嘴唇肿胀、口干，导致饮食和吞咽困难。因此风湿免疫病患者需要由专业的口腔科和眼科医生进行评估和治疗。

10. 为什么得了风湿免疫病会经常反复查红细胞沉降率、C 反应蛋白

红细胞沉降率、C 反应蛋白（C-reactive protein，CRP）是反映风湿免疫病炎症水平的实验室检查指标，可以作为评估疾病活动、评价治疗稳定性的指标。通过对红细胞沉降率、C 反应蛋

白的检查，可以把控病情的活动情况，决定是否进行药物调整。

11. 得了风湿免疫病可以打疫苗吗

风湿免疫病患者可接种疫苗，推荐接种灭活疫苗，避免接种活疫苗。接种前后需经专科医生评估，建议在疾病稳定期接种，接种后注意监测不良反应（如接种部位的红肿、疼痛、硬结、全身乏力、发热等）及病情变化（是否出现原发病活动）。

12. 得了风湿免疫病，是不是应该多吃点提高免疫力的营养品

风湿免疫病是由于免疫系统处于紊乱或异常激活的状态导致的，而不是免疫力低下引起的，所以并不是所有风湿免疫病患者都适合吃提高免疫力的营养保健品。风湿免疫病患者在考虑吃营养保健品时，建议咨询专科医生后根据个体情况来补充。

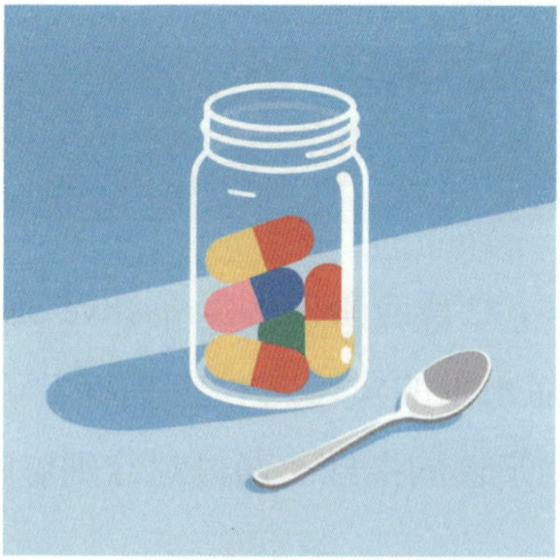

13. 得了风湿免疫病，有什么不能吃的吗

风湿免疫病患者应避免不洁饮食，限酒，尽早戒烟。一般来说饮食以干净、营养均衡的食物为主，尽量均衡地摄入足够的肉、蛋、奶、蔬菜、水果等食物，减少摄入高糖、含有反式脂肪、油炸的食物，这样有助于维持体内营养均衡和正常免疫应答状态，可以最大限度地帮助患者恢复健康。

14. 风湿免疫病患者血小板计数低，此时饮食应该注意什么

（1）避免吃过硬的食物：血小板计数过低的患者建议避免吃过硬的食物，如瓜子、开心果等。因为这类食物容易损伤消化道，导致出血不止的情况。

（2）避免吃辛辣刺激的食物：辛辣刺激的食物会刺激胃部分泌更多的胃酸，从而可能诱发或加重消化性溃疡，导致出现肠胃出血的现象。

（3）避免吃容易引起过敏的食物：如鱼、虾等水产品。一旦发生过敏易导致出现消化道黏膜受损的现象，引起急性出血。

（4）注意补充蛋白质：全面补充营养，尤其是每天摄入足够量蛋白质。可选择如奶制品、瘦肉类等。

（5）注意补血及补铁：可以多吃红肉、动物肝脏等来补血；食用富含铁质的食物，如油菜、西红柿、芹菜等。

15. 得了风湿免疫病，还可以运动吗

风湿免疫病患者可以运动，但要注意运动的时机、种类及强度。当病情处于急性期时，建议休息为主。当病情处于稳定期时，建议患者在自己可承受的范围内适当运动，要避免过度劳累和剧烈运动。

16. 风湿免疫病可以治愈吗

风湿免疫病大多数为慢性病，没有彻底治愈的方法，但通过规范治疗和疾病管理可控制病情进展。

风湿免疫病治疗目的是控制病情，保护关节、脏器功能，改善预后并提高生活质量。通过规范治疗和疾病管理，让风湿免疫病患者能更好地生活和工作。

17. 风湿免疫病症状缓解后可以停药吗

风湿免疫病症状缓解后患者不可以自行停药。大多数风湿免疫病患者是需要长期服药的，少数患者在医生指导下可以逐渐停药。风湿免疫病是影响多个系统和器官的全身性疾病，如果患者不规律服药甚至自行停药，可能会导致病情复发、加重、增加药物副作用等情况的发生。如需要调整药物用量及停药，请在专科医生指导下进行。

18. 风湿免疫病稳定期需要多久检查一次？需要检查什么项目

风湿免疫病稳定期一般3个月检查1次。不同的免疫疾病需要遵医嘱进行个体化的随诊，需要检查不同的项目（表1）。

表1　风湿免疫病稳定期检查项目

		复查项目
按疾病分	骨关节炎类疾病	红细胞沉降率、C反应蛋白等疾病活动度指标
	系统性红斑狼疮	补体C3、补体C4、抗ds-DNA抗体、抗核抗体、尿常规、血常规、ESR、CRP等与疾病活动度相关的检查
按用药分	激素用药	3个月检查1次血压、血脂、血糖、电解质等 3个月检查1次骨密度
	来氟米特	3个月检查1次胸部CT
	羟氯喹	半年左右复查心电图和眼底情况
	甲氨蝶呤	3个月检查1次胸部CT
	非甾体抗炎药	建议1～2周检查1次大便常规和便潜血

二 常见风湿免疫病

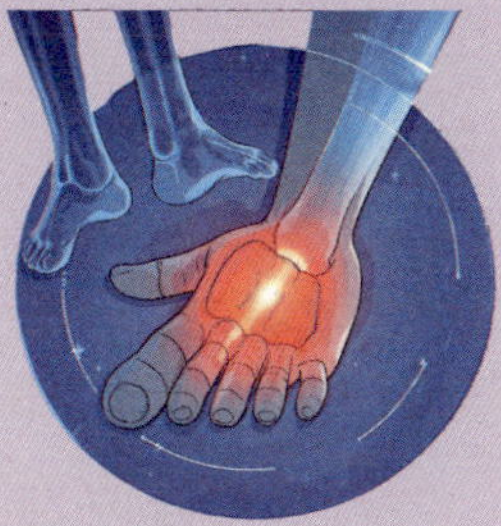

（一）类风湿关节炎

19. 类风湿关节炎与风湿性关节炎有何区别

类风湿关节炎与风湿性关节炎是两种完全不同的疾病。

类风湿关节炎是由自身免疫紊乱引起的，病因尚不明确，以小关节受累多见，表现为晨僵、关节肿胀、关节疼痛，晚期则表现为关节僵硬和畸形等，多见于成年人。

风湿性关节炎又称风湿热，是由链球菌感染引起的，一般起病急剧，有咽痛、发热和白细胞增多，以四肢大关节受累多见，累及心脏瓣膜而造成的心脏病变即为风湿性心脏病。多发于学龄儿童及青少年。

20. 类风湿因子阳性，就是类风湿关节炎吗

类风湿关节炎是一种慢性、系统性自身免疫病。类风湿因子是该病的自身抗体之一，具有较好的诊断性能，有 50% ～ 80% 类风湿关节炎患者的类风湿因子检查结果呈阳性，因此是临床实验室最常见的类风湿关节炎自身抗体检测项目之一。但是，类风湿因子阳性亦可见于其他自身免疫病（如系统性红斑狼疮、银屑病关节炎等）、感染、肿瘤及部分健康人。因此，单纯类风湿因子阳性不能确诊类风湿关节炎，同时需要结合临床表现、

其他化验检查及影像学检查结果来进行综合诊断。

21．类风湿关节炎晨僵常见症状有哪些

类风湿关节炎晨僵的典型表现为早晨或久歇后关节僵硬、活动不畅，持续时间从几分钟到数小时不等，常见于手指、手腕等小关节，伴活动受限如握拳困难，甚至全身僵硬感，影响日常活动。晨僵的严重程度和时长是评估病情轻重的重要指标。

22．类风湿关节炎晨僵可以预防吗

类风湿关节炎的晨僵现象虽然常见，但通过一系列预防措施可有效缓解与避免。患者应积极预防和控制感染，避免身体受风、受潮、受寒。同时，调整饮食结构，确保膳食平衡，对贫血患者尤需增加铁质摄入。此外，调节心情，减轻压力，并适当参与户外运动，均有助于预防和减轻晨僵症状，提升生活质量。

23．类风湿关节炎患者饮食上要注意什么

类风湿关节炎患者的饮食原则：应均衡摄入各类营养素，偏好低盐、低脂、低糖食物，并多样化饮食，避免偏食。具体建议包括补充富含ω-3的鱼类及优质蛋白，多吃富含维生素的蔬果与坚果，控制糖分、盐分，避免辛辣及刺激性饮品，适量摄入

膳食纤维。烹饪时优选蒸、煮、炖等健康方式，减少油炸与高盐处理，以保持食物的营养与原味。

24．类风湿关节炎患者锻炼有好处吗

适度锻炼对类风湿关节炎患者大有裨益，不仅能保持关节灵活，还能通过选择合适的锻炼方式（如散步、太极拳、瑜伽等）促进健康。在医生指导下，关节负重进行力量训练，能增强关节稳定性，但需谨防剧烈运动以免加重损伤。

25．类风湿关节炎患者居家生活和锻炼有哪些注意事项

类风湿关节炎患者居家生活需树立信心、合理膳食、戒烟保暖，并适度进行轻中度锻炼如散步、游泳。以不增加疼痛为原则，与医生共同规划锻炼方案，以辅助疾病管理，提升生活质量。

26．类风湿关节炎患者如何进行关节保暖

类风湿关节炎患者需注重关节保暖，避免受凉，以防症状加重。寒冷天气应穿戴保暖衣物，如手套、帽子、围巾等，并可使用暖宝宝、热水袋等物品进行局部热敷，以缓解关节疼痛与肿胀，保证舒适与健康。

（二）系统性红斑狼疮

27. 系统性红斑狼疮和职业有没有关系

系统性红斑狼疮是以自身免疫性炎症为突出表现的典型的弥漫性结缔组织病，发病机制复杂，目前尚未完全阐明。职业环境虽然不是系统性红斑狼疮的直接病因，但是环境中的物理、化学等因素可能是导致病情活动的诱因。系统性红斑狼疮患者在选择职业时需慎重选择油漆、化工、建筑装修、美容美发、制鞋及需长时间暴露在紫外线下的职业类型。

28. 染头发会得系统性红斑狼疮吗

目前市场常用的染发剂多为氧化型染发剂，主要成分含苯胺类染料、芳香胺类衍生物和氧化剂等。含有芳香胺类的物质可诱发系统性红斑狼疮发作。因此虽然染发不会直接导致系统性红斑狼疮，但染发过程中使用的化学物质可能对皮肤和身体产生潜在影响，有可能诱发系统性红斑狼疮。特别是对于已经患有系统性红斑狼疮的患者，染发可能会加重病情或引发过敏反应。

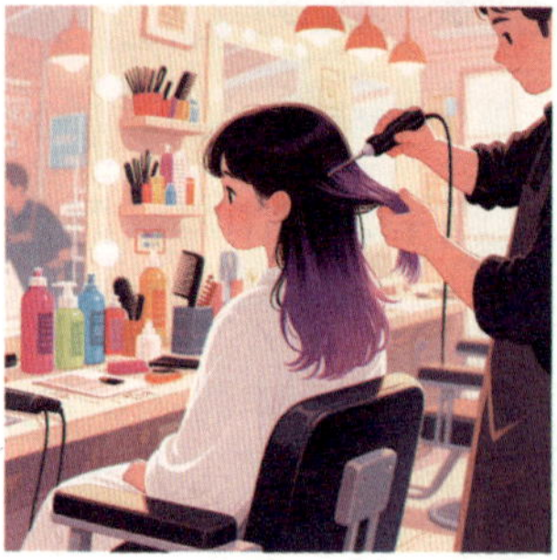

29．打疫苗会刺激系统性红斑狼疮病情活动吗

由于系统性红斑狼疮患者本身有免疫功能紊乱，尤其在疾病活动期有很严重的免疫反应，如果此时进行预防接种，外来蛋白作为一种特殊抗体刺激可引起免疫反应，因此疾病活动期不宜进行预防接种。也有观点认为，在患者病情稳定且正在接受免疫抑制治疗的情况下，可以考虑接种流感疫苗，但需密切监测可能出现的不良反应，并及时就医处理。总之，系统性红斑狼疮患者在接种流感疫苗前应咨询专业医生，评估个人健康状况和疫苗接种的适宜性。医生会根据患者的具体情况，综合考虑疾病活动度、治疗情况等因素，给出个性化的建议。在接种疫苗后，患者也应密切观察身体反应，如有不适及时就医。

30．儿童为什么会得系统性红斑狼疮

系统性红斑狼疮是一种多因素、原因不明、具有多系统、多器官损害的自身免疫性疾病，以青年女性患者为多见，尤其是生育期女性，也有儿童期起病的患者。儿童系统性红斑狼疮的发病与遗传因素、雌激素因素、环境因素、化学因素、病毒感染因素等有关。

31. 系统性红斑狼疮可以治愈吗

不可以。系统性红斑狼疮是一种导致多系统损害的慢性自身免疫性疾病，目前无法根治。系统性红斑狼疮以早期、积极、综合治疗为主，治疗措施个体化为原则，大多数患者经过规范治疗后可以维持病情稳定，但复发是难以避免的问题，因此规律随诊，病情变化时给予针对性治疗非常重要，可以及时控制病情，避免病情加重。

32. 系统性红斑狼疮确诊之后，还能生育吗

不是所有系统性红斑狼疮的患者都适合生育。妊娠有诱发系统性红斑狼疮病情活动的风险，因此需要风湿免疫科医生评估病情和治疗方案来判断患者是否适合备孕。妊娠期间需要同时在妇产科和风湿免疫科密切随诊。

33. 系统性红斑狼疮饮食要注意什么

系统性红斑狼疮患者饮食需谨慎，应低盐饮食以防水肿，尤其注意避免食用腌制品；还应控制糖分摄入，预防类固醇性糖尿病；减少食用感光及易过敏食物，必要时加强防晒；海鲜易致过敏，加重病情，应尽量避免食用。

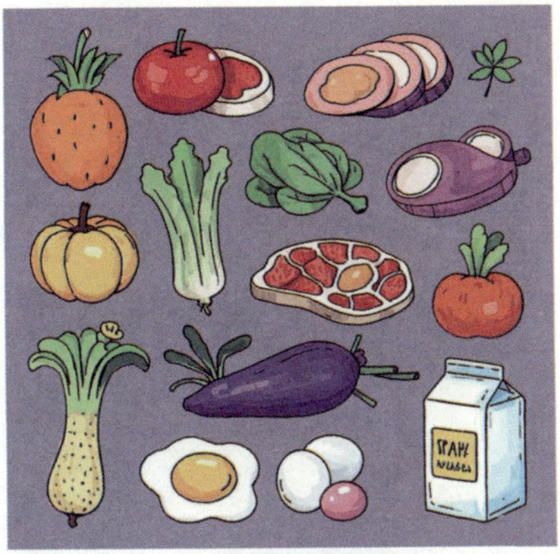

34. 系统性红斑狼疮患者可以用什么护肤品

对于有面部皮疹或皮肤破溃的患者，不建议使用洗面奶，只能用温清水洗脸，在病情稳定之后可使用温和的洗面奶，但也不要用碱性的肥皂或洗面奶。患者的护肤品需要选择低刺激性、有品质保证的品牌，医美械字号护肤品为佳。如果在使用某种护肤品之后出现了明显的面部过敏症状，需要立即停用。如果对使用的护肤品没有明显的不良反应，那么代表这个护肤品对于患者是安全的，可以继续使用。

35. 患系统性红斑狼疮，可以去海边游泳吗

系统性红斑狼疮患者需要非常注意的就是避免过多暴露在日光下，减少紫外线照射。在海边游泳很可能会接触到过多的日光照射，即使阴天也有一定的紫外线。因此，系统性红斑狼

疮患者不建议去海边游泳。

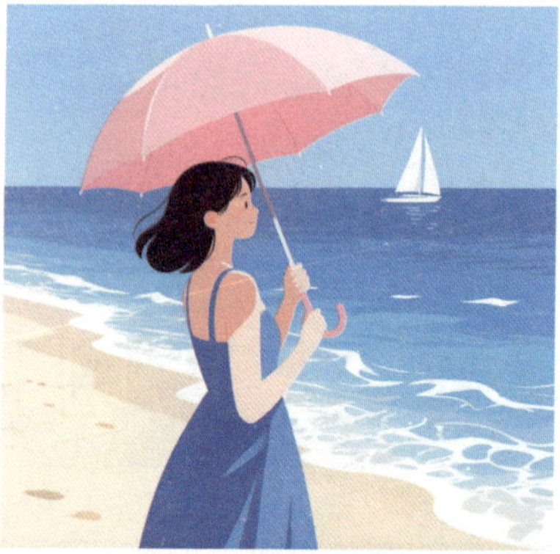

36. 系统性红斑狼疮患者需要防晒吗？能涂防晒霜吗

系统性红斑狼疮患者可以涂防晒霜，防晒方式的选择取决于个体的情况和皮肤敏感性。物理防晒产品对敏感肌肤更友好，因为它们不会被皮肤吸收，也不会引起过敏反应。一些系统性红斑狼疮患者可能对某些化学成分过敏或易产生皮肤刺激反应，因此在选择化学防晒产品时应注意个体的敏感性。无论是哪种防晒产品，选择防晒指数（SPF）高的产品是很重要的。此外，频繁涂抹和使用足够的量也是确保防晒效果的关键。

37. 系统性红斑狼疮患者外出防晒需要注意什么

对于系统性红斑狼疮患者而言，最好不要暴露在紫外线下。

需要外出时，可以进行物理防晒加化学防晒。其中化学防晒主要是使用防晒霜。在选择防晒霜时，不要使用刺激性护肤品，最好在正规医院咨询购买适合的护肤品，避免使用碱性物质如碱性肥皂，以免诱发或加重病情。近年来，发现一些防晒霜中含有二苯甲酮、肉桂酸酯、二苯甲酰甲烷等光敏性物质，虽然本身有防止晒伤的作用，但对于系统性红斑狼疮患者而言，这些物质在皮肤表面经紫外线长时间照射后会改变本身的抗原性，形成光过敏原，发生迟发型超敏反应，引起光过敏性接触性皮炎。

38. 诊断过神经精神狼疮，最近出现头疼是复发了吗

神经精神狼疮的症状多样，如幻觉、妄想、被控制感等思维障碍，轻度躁狂、抑郁等精神症状，意识障碍、定向力障碍、计算障碍等器质性脑病综合征及严重而持续的头痛、抽搐等。一旦出现上述症状，应考虑系统性红斑狼疮的中枢神经表现，应及早就诊。对于系统性红斑狼疮患者来说，单一症状不能全面反映疾病是否复发，将多种指标结合在一起，形成一种活动指数系统，才能更加准确、有效地判定系统性红斑狼疮的活动。

39. 诊断过神经精神狼疮，居家护理有哪些注意事项

神经精神狼疮患者长期应用免疫制剂、激素，自身免疫功

能下降，居家应注意定时通风，保持空气清新，预防感染。患者在幻觉、妄想影响下，可能存在情绪不稳定，常为小事激惹，时有冲动、伤人行为，因此患者的一切活动都需要专人陪护。家属应主动接触患者，了解幻觉、妄想内容，消除环境中的危险因素，防患于未然。患者应加强营养，给予高蛋白、高营养、高维生素、少刺激的低盐饮食。患者需长期坚持服药，不可擅自停药，定期门诊复查。患者还应保持乐观情绪，注意劳逸结合。

（三）其他风湿免疫病

40．眼睛干涩就是得干燥综合征了吗

不一定是。干燥综合征是一种以侵犯泪腺、唾液腺为主的风湿免疫病。干燥综合征患者由于泪液分泌减少，引起干燥性角结膜炎，使眼部出现干涩、疼痛、畏光、异物感等不适，但这些症状并不具有特异性。因此如果发现眼部不适，应到眼科及风湿免疫科就诊，明确是否为干燥综合征。

41．干燥综合征确诊后，皮肤很干且掉皮，怎么缓解

干燥综合征患者皮肤往往缺乏水分和油脂，导致出现皮肤干燥、脱屑等症状。因此，保持皮肤的水分和油脂平衡是干燥综合征皮肤护理的关键。保持皮肤清洁，使用温水湿润皮肤，选择

温和洁面产品，避免碱性肥皂和过度清洁。使用保湿效果较好的面霜、乳液，保持皮肤湿润。日常注意防晒，避免使用含有酒精、香料等刺激性成分的护肤品和化妆品。除此之外，适当的运动可促进新陈代谢和血液循环，有助于改善皮肤干燥状况。

42. 患有硬皮病，皮肤为什么会发紧、发黑，后续还能恢复吗

硬皮病早期皮肤表现为红斑、水肿。随着疾病进展，皮肤会逐渐出现广泛硬化伴色素加深，进而正常的皮肤皱褶消失，面部皮肤菲薄，呆板无表情，全身黑色素沉着，手指、口唇、前臂等部位出现皮下钙化。持续一段时间后，皮肤进入萎缩期，皮肤萎缩变薄，纤维化组织紧贴皮肤。萎缩后期皮肤逐渐软化，甚至出现色素减退情况。对于早期硬皮病患者，随着有效的治疗干预，部分患者皮肤可能恢复如初。但对于病情较重的患者，皮肤状态很难恢复原状，但经过正确的治疗护理可显著改善皮肤紧、硬的状态。

43. 硬皮病患者如何进行皮肤护理

约有 90% 的硬皮病患者可出现雷诺现象，而寒冷是雷诺现象最常见的诱因，因此注意保暖十分重要。硬皮病患者皮肤的自我调节及恢复能力差、防御功能和分泌功能降低，因此需注

意防止外伤、禁止抓挠、避免直接接触刺激性物品，同时应注意保持皮肤滋润，可外擦润肤霜并适当减少洗澡次数。当出现皮肤溃疡时要保持局部卫生，防止感染。无论处于硬皮病的任何阶段，经常按摩皮肤可以促进血液循环，从而达到温养肌肤的效果。

44．得了强直性脊柱炎最终会瘫痪吗

得了强直性脊柱炎并不一定会导致瘫痪，但其确实存在导致瘫痪的潜在风险。

强直性脊柱炎是一种慢性炎症性疾病，主要侵犯脊柱、骶髂关节等中轴关节，随着病情的进展，脊柱可能会逐渐发生强直和变形。如果炎症持续存在且不断侵蚀脊柱结构，包括椎体间的连接、椎间盘等，可能会导致脊柱的稳定性严重受损，进而出现脊柱骨折、脱位等严重情况，在极端情况下可能会引起瘫痪。当脊柱严重变形时，还可能会影响到脊髓神经的正常功能，进而引发神经受损相关的瘫痪表现。

然而，强直性脊柱炎导致瘫痪的情况相对较少。通过早期诊断、规范治疗及患者良好的自我管理，能够在很大程度上延缓病情进展，减少脊柱畸形和严重并发症的发生。具体来说，药物治疗、物理治疗、康复锻炼等都是有效的治疗手段。患者应保持积极的治疗态度，遵医嘱规律用药，同时配合适当的锻炼，以维持脊柱的活动度和肌肉力量。

此外，虽然强直性脊柱炎可能导致脊柱强直、畸形，甚至影响到患者的行走、弯腰等功能，但这并不等同于瘫痪。瘫痪通常指的是神经系统受损导致的运动功能障碍，而强直性脊柱炎主要影响的是关节和脊柱的结构和功能。因此，即使强直性脊柱炎病情严重，患者也仍然有可能保持一定的生活和工作能力。

总的来说，强直性脊柱炎虽然存在导致瘫痪的潜在风险，但通过积极有效的治疗措施和患者自身的努力，是可以尽量避免这一严重情况出现的。

45．强直性脊柱炎患者需要日常补钙吗

强直性脊柱炎患者合并骨质疏松较常见，且发生率会随着年龄增长和病程进展而增高，导致发生骨折风险也增高。但并非所有强直性脊柱炎患者均需日常补钙，一般存在以下情况时需重点关注补钙情况：检查结果提示有明确骨质疏松、病理性骨折病史、已出现脊柱或关节强直、糖皮质激素治疗中。

46．得了大动脉炎为什么双侧上臂血压不一样

大动脉炎是一种主要累及大动脉及其分支的慢性、多发性、非特异性炎症性疾病，可导致血管壁失去正常弹性，引起管腔狭窄或闭塞。当病变累及锁骨下动脉、腋动脉等上肢动脉时，会导致患侧上肢的血流受阻，从而影响血压的测量结果。造成

双侧上臂血压差异的原因如下。

（1）血管狭窄或闭塞：大动脉炎导致患侧上肢动脉狭窄或闭塞，使得患侧上肢的血流减少，血压相应降低。而健侧上肢动脉未受累或受累较轻，血流正常，血压相对较高。

（2）炎症反应：大动脉炎的炎症反应也可能影响血管壁的功能和结构，进一步导致血压差异。

47. 大动脉炎患者为什么经常头晕

大动脉炎是指主动脉及其主要分支及肺动脉等大血管的慢性进行性非特异性炎症，可引起局部血管狭窄、闭塞、扩张或动脉瘤的形成。当大动脉炎影响到头部动脉血液供应时，可能会出现头晕、眩晕、头痛等症状，需及时就诊，警惕跌倒等不良事件。

48. 反复口腔溃疡就是得了白塞病吗

不一定。白塞病是一种以血管炎为基本病变的慢性、进行性、复发性多系统损害的疾病，以眼部、口腔、外生殖器炎症和溃疡为主要表现，统称为口、眼、生殖器三联征。因此单一的反复口腔溃疡不一定是白塞病。免疫功能异常、遗传因素、消化系统溃疡及长期的精神紧张等也会导致反复口腔溃疡。

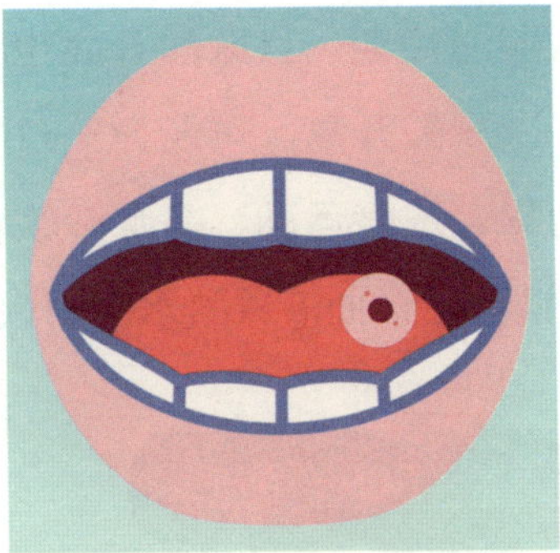

49. 得了抗磷脂综合征还能怀孕吗

抗磷脂综合征不仅可能导致复发性流产、胎盘功能不良、子痫前期等产科问题，还可能出现溶血性贫血、血小板减少、网状青斑、瓣膜病变等内科表现。经过药物治疗干预，抗磷脂抗体可能转阴，也可能不会转阴。抗磷脂综合征患者是否能怀孕需要综合各项指标进行评估考虑，而抗磷脂抗体只是其中一类监测指标。因而，抗磷脂综合征患者在准备妊娠前，需要找风湿免疫科医生与妇产科医生一同评估，来判断当前的状态是否适合备孕。

50. 尿酸高如果未引起重视，必然发展到痛风吗

尿酸高不一定会发展到痛风。首先痛风发生的基础是高尿酸血症，当尿酸结晶激活机体自身免疫系统后，才会发生痛风。但并非高尿酸血症的患者必然出现痛风，大多数尿酸升高的患

者处于无症状高尿酸血症期。且尿酸升高也并非一定是高尿酸血症，单纯发现一次尿酸升高，可能为一过性生理升高。生活中一些诱因，如劳累、过度运动、高嘌呤饮食等，可引起一过性尿酸升高，去除诱因后，血液尿酸水平可恢复正常。

51．痛风确诊之后还能治愈吗

痛风是能够治愈的。痛风患者只需要将关节中沉积的尿酸结晶重新溶解出来，然后从体内排出，这样就不会再有痛风发作了。而将关节中的尿酸结晶溶解出来的主要方法就是降尿酸。人体血液里的尿酸含量过高就会沉淀下来，形成结晶。而当尿酸含量处于较低水平时，尿酸结晶就会重新溶解到血里，并排出去。因此，将关节内的尿酸完全溶解，并保持血液中尿酸在稳定的低水平，痛风也就算治愈了。因此，治疗过程中需监测血液尿酸水平和关节超声结果。

52．结缔组织病相关肺动脉高压是高血压吗

结缔组织病相关肺动脉高压是指因结缔组织病而继发产生的动脉性肺动脉高压，目前多种常见的结缔组织病可引起肺动脉高压，包括系统性红斑狼疮、原发性干燥综合征、炎性肌病等，是结缔组织病严重的并发症之一。肺动脉高压与高血压在临床上是两个截然不同的疾病。人体的循环系统有体循环和肺循环

两个途径，我们通常所说的血压是指体循环的动脉血压，所以高血压是体循环中体动脉压力升高，利用血压计就可以测量。肺动脉高压则是肺循环中的肺动脉压力升高，需要进行心脏彩超检查甚至右心漂浮导管进行测量。二者虽然都是血管的压力升高，但发生的部位是完全不一样的，导致出现的症状表现也有很大区别，治疗方法更是大相径庭。

53. 肺动脉高压患者平时生活中需要注意什么

肺动脉高压治疗的目的在于使患者恢复正常生活，如上班、处理日常工作和参加社交活动。肺动脉高压患者尽量不要做太剧烈的活动，尝试一些轻松的活动，如平地散步。避免在餐后、气温过高和过低的条件下运动。肺动脉高压患者应选择健康的生活方式，均衡营养的膳食，不要过胖和吸烟，远离毒品。尽量不要去氧气稀薄的地方（即海拔高度超过 2000 米），缺氧会使肺血管收缩，加重肺动脉高压。育龄期妇女应注意避孕，怀孕和生育会使病情加重。

54. 肺动脉高压治疗常用的口服药物有哪些？有什么注意事项

肺动脉高压较难治愈，以控制病情为主，目前用于临床的抗肺动脉高压的口服药物主要有内皮素受体拮抗剂、磷酸二酯酶-5抑制剂。用药前及用药过程中必须排除妊娠、评估肝功能、监测血红蛋白。中、重度肝脏损伤者禁用，合并使用环孢素或格列本脲者禁用。服用抗肺动脉高压药物期间需合并使用利尿剂，并限制液体摄入。遵医嘱足量、足疗程用药，不可私自停药或增减药量，避免疾病进展。

三 风湿免疫病相关药物治疗

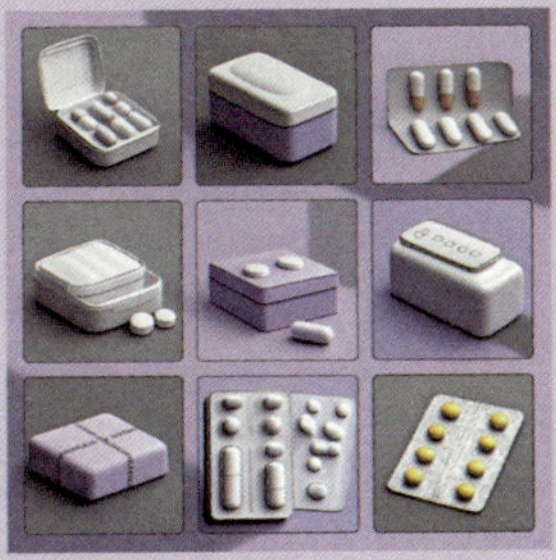

55. 服用激素对人体有什么影响

糖皮质激素类药物在多种炎症性、过敏性、免疫性和肿瘤性疾病的治疗中非常重要。短期用药的轻度副作用包括胃部不适、食欲增加和睡眠障碍。如果长期或大量使用糖皮质激素，则可能出现以下副作用：身体发胖、血糖升高、血压升高、低钾血症、高钠血症；皮肤发红、变薄、局部瘙痒、疼痛、痤疮等表现；发生青光眼和白内障的风险增高；感染的风险增高；可导致骨质流失出现骨质疏松、肌力下降、骨坏死（骨骼缺血性坏死）。因此使用糖皮质激素类药物的过程中要监测药物副作用。

56. 得了风湿免疫病是要吃一辈子激素吗

风湿免疫病是否需要长期使用糖皮质激素类药物取决于疾病的类型和严重程度。对于类风湿关节炎、系统性红斑狼疮等慢性免疫病，是需要长期服用糖皮质激素类药物来控制病情的。长期使用糖皮质激素类药物应在专业医师指导下根据病情定期调整用药剂量，以避免潜在风险和不良反应。

57. 停了激素还能瘦下去吗

停止服用糖皮质激素类药物后，体内的激素水平会逐渐恢复正常，糖分的产生逐渐减少，联合饮食控制和适当运动等减肥措施，患者体型大多能恢复原状。但如果长期大剂量服用激素可能会导致下丘脑 - 垂体功能紊乱，减肥难度会增加。

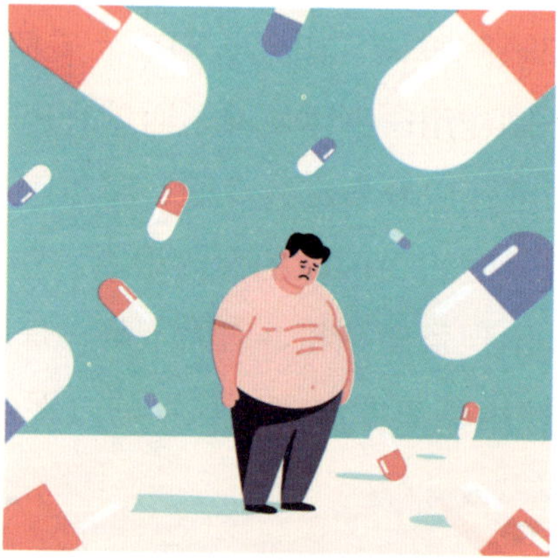

58. 口服和静脉输注激素哪个效果好

口服和静脉输注激素的区别主要是吸收率不同。静脉输注激素是将激素直接注入血液循环内，血药浓度较高，起效更快。而口服激素需要通过消化道吸收、肝脏循环等方式进入血液，血药浓度存在个体差异，如果存在肠道吸收功能的异常，可能影响疗效。

59. 静脉输注的激素相当于几片口服激素

如果是相同成分的激素，则口服和静脉输注是按照 1 ∶ 1

的剂量转换的，如注射用甲泼尼龙琥珀酸钠 40 毫克静脉输注的激素含量与甲泼尼龙片 40 毫克是相等的。但静脉输注和口服用药的起效时间不同、效果不同。口服药物需经过胃肠道的吸收、转化，再进入血液循环，不同人药物吸收率不同，而静脉输注的药物能直接进入血液循环发挥作用，起效速度和作用效果相对较好。

60．没有糖尿病，服用激素期间为什么要测血糖

糖皮质激素类药物是控制风湿免疫病最基本的药物，但可能会引起高血糖、增加新发糖尿病风险或加重糖尿病病情。尤其是大剂量使用激素时更易造成糖代谢紊乱，因此需要密切监测患者血糖的变化。

61．为什么吃完激素之后血糖会升高

糖皮质激素通过抑制外周组织摄取葡萄糖、损害胰岛功能、增强其他升糖激素作用及增加食欲等多重机制导致血糖升高。因此，服用糖皮质激素类药物期间应适当锻炼，少吃含糖量高的食物，控制体重，定期监测血糖。

62．吃完激素血糖升高了，是不是得了糖尿病

激素引起的血糖升高并不一定意味着得了糖尿病。短期使

用激素类药物，并且在停药后血糖可恢复正常，说明患者的胰岛功能良好，此时不能诊断为糖尿病。若长期或大剂量使用糖皮质激素类药物，且患者原发病没有得到有效的控制和治疗，则会导致体内糖代谢紊乱，出现血糖调节障碍，胰腺不能产生足够的胰岛素，或者是产生的胰岛素不能被有效利用，血糖病理性增高，进而发展为糖尿病。

63．使用激素时，血糖正常值范围是多少

正常人群空腹血糖 3.9 ～ 6.1mmol/L，餐后 1 小时血糖 6.7 ～ 9.4mmol/L，餐后 2 小时血糖≤ 7.8mmol/L。使用糖皮质激素类药物治疗期间，血糖值会有所波动，住院患者推荐血糖控制目标为：空腹 6.0 ～ 10.0mmol/L，接受范围：6.0 ～ 12.0mmol/L，需根据医嘱监测血糖变化，控制血糖。

64．激素减量后血糖可以恢复正常吗

短期小剂量服用激素，逐渐减量至停药后，大部分患者血糖能够恢复正常。但若患者本身存在糖耐量异常，且曾长期大剂量服用激素，通常在激素减量后，血糖较难恢复正常。

65．口服激素应该餐前还是餐后吃

口服激素药一般餐后服用，可减少胃肠黏膜损伤的风险。

66. 激素副作用大，可以改为中药治疗吗

不可以。糖皮质激素类药物是控制风湿免疫病最基本的药物之一，虽然存在副作用的风险，但当获益大于风险时，建议遵医嘱维持应用。一旦自行停用，可能造成病情加重和增加脏器损害的风险。目前，中药治疗难以完全替代激素在控制风湿免疫病方面的作用，亦存在相关的副作用，应权衡利弊来应用。

67. 可以根据症状自己调节激素剂量吗

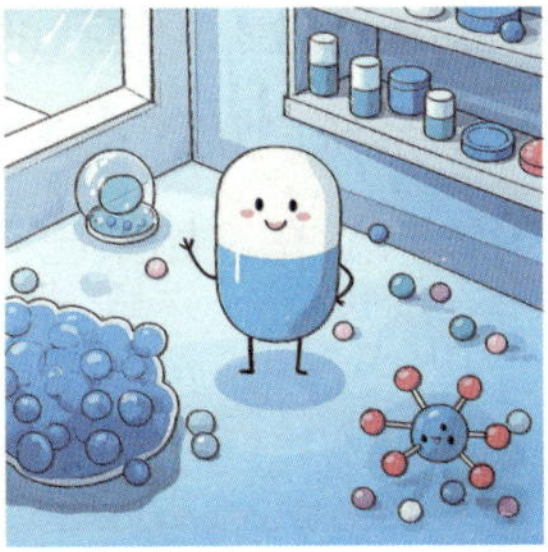

不可以。虽然在治疗风湿免疫病期间，激素的使用剂量不是一成不变的，但是要严格根据医嘱进行调节。口服或注射激素治疗期间不可自行调整用药剂量或停药，一旦贸然调整用药剂量或停药可能导致疾病复发甚至加重，或增加药物副作用的发生概率。

68. 吃完激素身上起皮疹还能吃吗

服用激素后身上起皮疹的情况需要明确病因后调整药物。首先需判断是否是对激素药物过敏导致的皮肤表现。如为药物

过敏反应，在起皮疹的同时通常还会伴有局部的瘙痒不适，需立即就医。排除药物过敏原因后，需判断是否为服用激素后引起的雄激素分泌异常，导致痤疮、红疹等情况，此时红疹部位可能伴有红肿、疼痛症状。除此之外，还有可能是由于服用激素药物后，造成免疫力下降，从而诱发的外部感染。以上情况均需及时就诊，遵医嘱调整治疗方案。

69．出汗多跟服用激素有关吗

如果平时出汗较少，使用激素后出汗明显增多，可能与服用激素有一定关系。常见的风湿免疫病治疗用激素多为肾上腺糖皮质激素，可能导致自主神经功能失调，扰乱体内正常的内分泌系统，从而引起出汗症状。如果出汗量不是特别多，可适当饮水补充。如果出汗量非常大，应注意及时向医生咨询。

70．为什么吃上激素睡不着觉了

长期大剂量使用糖皮质激素类药物，可引起机体兴奋性增高，导致失眠。一般情况下建议晨起使用糖皮质激素类药物，以免影响睡眠质量。

71．使用激素一定要补钙吗

使用糖皮质激素类药物期间需要补钙。使用糖皮质激素类药物会减少人体对钙的吸收，加速钙的排泄，从而导致人体钙的流失，增加骨质疏松的风险。不管激素使用量多少，都会增加发生骨质疏松和骨折的可能性，特别是在刚刚开始用糖皮质激素类药物的几个月。因此，需要通过补充钙剂提早预防和治疗骨质疏松。但补钙需要适量，过多的钙可能增加肾结石和心血管疾病发病风险。因此，服用糖皮质激素类药物期间需遵医嘱进行补钙治疗。

72．口服免疫抑制剂是餐前还是餐后吃

口服免疫抑制剂主要以他克莫司、环孢素、吗替麦考酚酯等为主，应空腹或餐后 2 小时服用，以使药物最大限度被吸收。如果每天 2 次服用，则间隔 12 小时最佳。他克莫司胶囊和环孢素软胶囊应整粒或整片温水送服。

73．静脉输注的环磷酰胺多久用一次

环磷酰胺的使用需密切监测血常规、肝肾功能和尿常规，如无特殊情况，一般治疗初期第 1 个月每周 1 次，第 2 ～ 3 个月每 2 周 1 次，之后每月 1 次。治疗期间居家关注尿的情况，一旦出现血尿、蛋白尿等，应及时就诊。

74. 甲氨蝶呤是抗肿瘤药，怎么还能治风湿免疫病

甲氨蝶呤是一种叶酸还原酶抑制剂，可抑制四氢叶酸的产生，从而导致 DNA 生物合成受到抑制，影响肿瘤细胞增殖，所以可用于抗肿瘤治疗。在风湿免疫病中，由于淋巴细胞大量增殖从而产生针对自身组织的抗体是该类疾病的主要病因。甲氨蝶呤可通过抑制淋巴细胞增殖从而产生治疗作用。虽然甲氨蝶呤治疗风湿免疫病和肿瘤的作用机制大致相同，但是临床治疗中的剂量天差地别。治疗风湿免疫病主要以小剂量为主，治疗肿瘤时则用量较大。

75. 服用免疫抑制剂会影响生育吗

不同类型的免疫抑制剂对于孕产妇的影响是不同的。服用来氟米特的患者，无论男女，均需在准备生育前咨询医生，遵医嘱停药。环磷酰胺、吗替麦考酚酯、甲氨蝶呤具有致畸胎影响，孕妇禁用。环磷酰胺、雷公藤对生育能力具有影响，如有生育要求，需提前告知医生，遵医嘱调整药物。因此服药期间如果有生育需求，都应及时咨询专科医生。

76. 口服他克莫司的注意事项有哪些

口服他克莫司需要在空腹时温水送服，即餐前 1 小时或餐

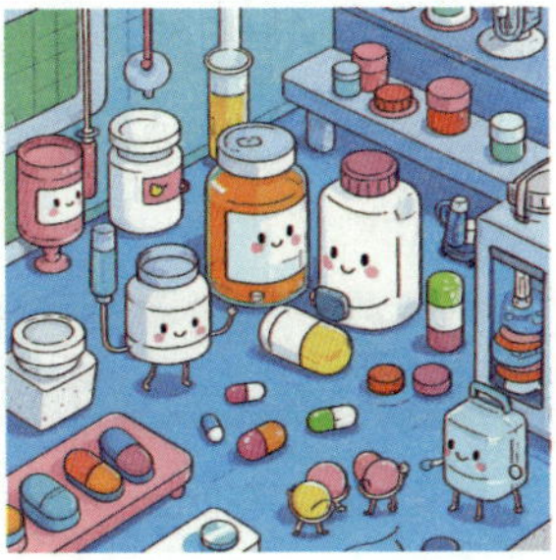

后 2 ～ 3 小时口服，服用时整粒吞服，不要咀嚼、掰开或压碎。一般每日服药 2 次，间隔时间 12 小时，尽量不要漏服。一旦发现漏服，应在 4 小时内补服，不要在下一次服药时加倍服用。另外在用药期间禁食柚子、酒精、生姜和绿茶，以免出现不良反应。

77．口服环孢素的注意事项有哪些

环孢素常规每日服用 2 次，2 次时间间隔为 12 小时，餐前餐后用药均可。建议保持相对稳定的饮食结构，以及每天固定的就餐和服药时间，且服药时注意整粒吞服。若发生漏服，尽量在漏服后的 4 小时内补服，禁止双倍服用药物。服药期间，应避免食用高钾食物，葡萄柚和葡萄柚汁会影响代谢，提高血药浓度，尽量不要食用。

78．口服羟氯喹的注意事项有哪些

口服羟氯喹治疗风湿免疫病前需要严格遵医嘱进行眼科检查，并在用药期间严格按照医生的指导进行眼科评估。在用药过程中需要关注自身的视力情况，如出现视觉灵敏度、色觉的异常变化应立即停药并及时就诊。另外，提醒从事驾驶和操作机器工作的患者，在服用药物期间工作时更应格外注意自身的视觉变化，避免出现安全事故。

79．生物制剂有什么副作用

生物制剂虽具优势，但其副作用亦不容忽视。常见副作用包括免疫系统受损导致的感染风险增加、过敏反应、注射部位不适、胃肠道反应、肝肾功能损害及血液、神经系统异常等。副作用的多样性和程度受药物种类、个体差异及用药方式影响。因此，使用生物制剂需严格遵医嘱，定期监测，并维持良好生活习惯以降低药物副作用发生风险。

80．为什么有的生物制剂使用前需要用抗过敏药，有的还要进行心电监护，而有的不用

这与药物的特性及给药方式有关，有些生物制剂属于完全人源化单克隆抗体（如托珠单抗、贝利尤单抗），相比于人鼠嵌合性单克隆抗体（如利妥昔单抗），其致敏性较低，出现过敏反应的概率较小，因此输注前使用的预防性抗过敏药的种类和剂量也不同，输注过程中对生命体征的监测频率要求也不同。另外，对于一些皮下注射的生物制剂，其给药时间短，剂量相对也较少，药物副作用及致敏性弱，因此不需要提前使用抗过敏药。

81．为什么用免疫抑制剂 / 生物制剂之前需要抽血检查

主要是为了评估患者的整体健康状况，确保治疗的安全性和有效性。免疫抑制剂及生物制剂可能抑制造血功能，导致白细胞、血小板、血红蛋白等减少，抽血检查可以及时发现这些变化，避免发生严重的贫血、感染或出血等不良反应。免疫抑制剂及生物制剂还可能对肝肾功能造成损害，抽血检查可以评估肝肾功能状态，确保患者能够耐受治疗。另外，抽血检查可以监测疾病相关指标（如自身抗体、炎症指标等）的变化，用以评估病情进展和治疗效果，帮助医生确定患者是否适合使用免疫抑制剂 / 生物制剂。抽血检查还可以排除患者是否存在感染性疾病（如乙肝、丙肝、艾滋病等）等免疫抑制剂 / 生物制剂使用的禁忌证。

82．为什么输注完生物制剂还需要观察 30 分钟

生物制剂作为一种高活性免疫制剂，虽然生产流程和质量控制措施非常严格，但仍有可能引发过敏反应。这种过敏反应可能表现为皮肤潮红、瘙痒、皮疹，以及呼吸道症状如喉部紧缩感、呼吸困难等。严重的过敏反应，如过敏性休克，可能危及生命。大量数据显示，过敏性休克大多数发生在给药完毕后的 30 分钟内。因此，输注完生物制剂后需观察 30 分钟。在此

期间，医护人员可以观察患者的症状、体征，及时采取必要的救治措施，确保患者安全。

83．美罗华输注速度为什么不能快一点

美罗华输注速度是根据生物制剂静脉输注标准确定的，不可随意调整。通常情况下，美罗华静脉输液需要首先从较低速度开始，如果患者没有特殊不适，以后每 30 分钟增加速度，通常增加到既定速度就不再继续提高，维持该速度直至滴注结束。使用美罗华时，部分患者可能出现寒战、发热、皮疹等过敏反应，严重时甚至出现过敏性休克、喉头水肿等危及生命的症状。因此，输注美罗华时须严格控制输注速度，根据患者耐受情况逐步调整。

84．输注美罗华时为什么要进行心电监护

输注美罗华时最严重也是最常见的不良反应便是药物过敏。输注期间发生的过敏反应可导致患者出现呼吸困难、血压下降等症状体征，严重时可危及患者生命。因此需要在输注美罗华期间进行心电监护，严密实时监测患者血氧、血压的变化，以便医护人员在用药期间及时发现患者有无过敏反应，及时调整输注速度，防止不良反应的发生。

85. 已经用利妥昔单抗很多次了，这次能不能把输注速度调到最快

不可以。利妥昔单抗作为一种生物制剂，可能引发一系列的输注反应，通过逐渐上调输注速度，可以观察患者在不同速度下的反应情况，一旦出现不适或不良反应，能够及时发现并处理，从而降低用药风险。即使是同一位患者，在不同时间自身的病情及各项指标也有变化，对药物的耐受性也存在差异。逐渐上调输注速度有助于医生根据患者当前的具体情况进行个体化调整，确保患者能够安全地耐受整个输液过程。另外，从较低的输注速度开始，可以给身体一个逐渐适应药物的过程，有助于减少突然增加输注速度时可能引发的身体不适和不良反应。

86. 每次输注利妥昔单抗都没事，这次能不能不进行心电监护

首先，利妥昔单抗是一种人鼠嵌合单克隆抗体，含有鼠蛋白结构，这增加了患者发生过敏等不良反应的可能性。尽管以往输注时没有出现不良反应，但患者的免疫状态可能会随着时间的推移而发生变化，导致在后续输注中出现不良反应。因此，即使之

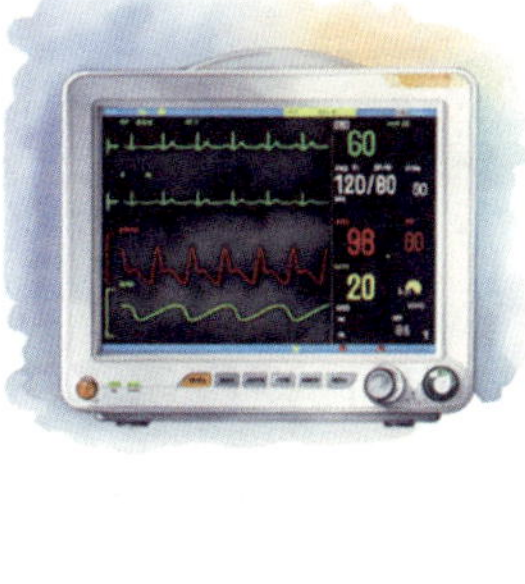

前输注时没有出现不良反应，也不能保证这次输注就一定安全。另外，不良反应的发生还与用药的剂量、速度、药物的保存和制备方式有关，即使在之前输注时没有出现不良反应，如果在后续输注中这些因素发生了改变，也可能引发不良反应。

87．补铁后大便颜色为什么是黑色的

服用补铁药物后，大便颜色变黑通常是正常现象。由于铁剂中的铁元素在肠道内可与硫化物结合形成黑色的硫化铁。硫化铁会随着大便排出，导致大便颜色变黑或呈墨绿色。通常这种黑色大便是暂时性的，停止服用补铁药物后，大便颜色会逐渐恢复正常。

88．铁剂和钙片能一起服用吗

铁剂与钙同服时，铁剂的吸收会减少 20% ～ 50%。正确的服用方法为至少间隔 2 小时或分时段进行。这样既能避免吸收冲突，又能最大化达到补铁和补钙的效果。

89．营养神经的药物弥可保能长期服用吗

弥可保可以长期遵医嘱服用。弥可保的主要成分是甲钴胺，是一种广泛应用于临床的营养神经药物，可以促进蛋白质、脂肪和碳水化合物的代谢，维持神经系统的正常功能。一般情况

下，甲钴胺是一种相对安全的药物，治疗期间需遵医嘱定期复诊，如有不良反应，及时告知医生。长期使用的患者突然停药可能会出现戒断反应或症状反弹，需在医生指导下逐渐减量至停药。

90．风湿免疫病患者血压正常，为什么医生给开降压药

很多风湿免疫病患者都会服用糖皮质激素类药物，糖皮质激素的一大副作用是水盐代谢紊乱，表现为高血钠、低血钾和高血压等。因此临床中会联合使用降压药预防性控制糖皮质激素带来的副作用。医生和护士会持续关注患者血压，根据血压情况及时调整降压药的剂量及频率，将患者血压控制在正常范围内。另外有些降压药物同时可起到降低尿蛋白的功能，如盐酸贝那普利通过抑制血管紧张素转换酶，减少血管紧张素 II 的生成，减轻肾脏负担，有助于减少尿蛋白的排泄，具有一定的降尿蛋白功能。

91．服用激素期间血压不高，可以不吃降压药吗

在服用激素期间，如果血压不高，可以不吃降压药。糖皮质激素类药物确实有可能引起血压升高，这主要是因为激素会导致水钠潴留，从而增加血管内的血容量，进而引发血压升高。然而，这种血压升高通常是暂时性的，并且与激素的用量和使

用时间有关。在服用激素时，医生会建议患者定期监测血压，以了解血压的变化情况。如果血压在监测过程中一直保持在正常范围内，那么就没有必要服用降压药。但是，如果血压出现升高，就需要根据具体情况来考虑是否需要使用降压药。因此，在服用激素期间，如果需要调整药物用量或停药，一定要在医生的指导下进行。同时，也要注意保持良好的生活习惯和饮食习惯，以维持血压的稳定。

92. 医生为什么会给肺动脉高压的患者开万艾可（伟哥）

万艾可即西地那非，虽然因治疗勃起功能障碍而被知晓，但是也能通过舒张血管治疗肺动脉高压，从而改善肺循环。虽然在我国西地那非治疗肺动脉高压仍属于超说明书用药，但该药在国外已被明确批准用于治疗肺动脉高压，且临床研究也证实其疗效可靠、价格便宜，因此现在临床上已广泛使用。

93. 体温不高，关节也不痛，但是医生开了洛索洛芬钠，可以不吃吗

风湿免疫病多数是慢性病，其治疗需要长期且系统的管理，当前没有明显的症状，并不意味着病情已经完全稳定或治愈，只是因为在经过一段时间的治疗后，疾病目前不在活动期，这

样的效果离不开规律的用药，擅自停药可能会导致病情反弹，甚至加重。减量或停药的决定应该在医生的指导下进行。医生会根据患者的具体情况，包括病情稳定性、药物副作用及整体健康状况来综合评估。

94．没有服用激素，血糖正常，为什么还要监测血糖

风湿免疫病患者的自身免疫反应存在异常，这种异常可能间接影响胰岛β细胞的功能，从而导致血糖水平波动。因此，即使当前没有高血糖，定期监测血糖也有助于早期发现潜在的血糖异常，从而及时采取干预措施。另外，某些免疫抑制剂或非甾体抗炎药可能会影响胰岛素的分泌或敏感性，从而导致血糖波动。因此，定期监测血糖可以及时发现并处理这些药物可能引起的血糖异常。

95．治疗肺动脉高压的曲前列尼尔皮下注射泵，开始用的时候疼痛明显，正常吗

曲前列尼尔有静脉注射和皮下注射两种给药方式。静脉注射曲前列尼尔适用于围手术期患者，心功能Ⅳ级或病情急性加重患者，不耐受皮下用药患者，且局限于医院内使用。而皮下注射曲前列尼尔容易出现穿刺部位疼痛反应，一般在更换新注射部位后 12 小时开始，第 2 天至第 5 天之间最为严重，7 天后

几乎不再疼痛或仅有轻微不适。一般在医院内先使用静脉注射，待剂量稳定，患者明显感受到疗效后，逐步转成皮下注射。这样既增加了患者对皮下反应的耐受时间，又便于出院使用。

96．治疗肺动脉高压的曲前列尼尔皮下注射泵，居家护理有哪些注意事项

曲前列尼尔用药期间应观察有无头晕、头痛、面色潮红，血压下降等不良反应，如有异常及时报告医生。药物剂量的调整，需要咨询医生，根据医嘱进行调节。穿刺部位要做好“五防”：防撞、防按压、防抓挠、防突然腹压骤高、防水。此外，避免药液沾到皮肤，以免造成表皮的反应。

四 风湿免疫病相关特殊检查

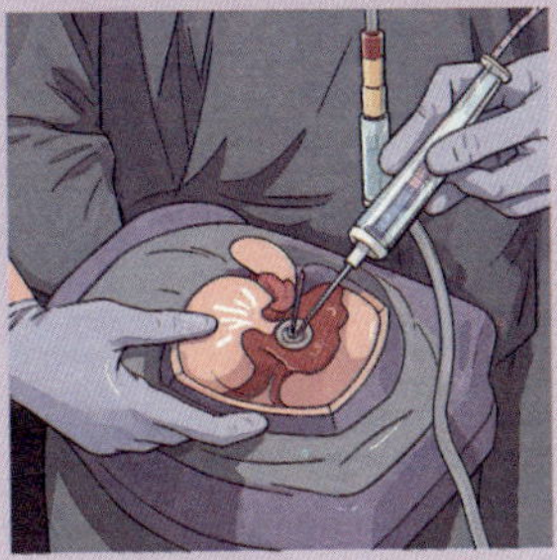

97. 腰椎穿刺术后为什么要平卧 4 ～ 6 小时

腰椎穿刺术后腰椎内的压力降低，当头部高于身体时脑脊液会过快流入腰椎管内，可能导致颅内压过低，造成头晕、头痛等不适症状。一般术后 4 ～ 6 小时，机体腰椎管内的压力才能逐渐恢复正常，后续变动体位不易引起不适症状。因此腰椎穿刺术后需要平卧 4 ～ 6 小时。

98. 腰椎穿刺术后躺着可以枕枕头吗

不可以。腰椎穿刺术后去枕平卧的目的是为了防止出现低颅压综合征。因为腰椎穿刺抽出局部的脑脊液，若枕枕头，头部高于身体，脑脊液过快流入腰椎管内，会导致颅内压过低，会出现头晕、头痛，甚至会产生脑组织的损伤。

99. 腰椎穿刺术后平卧期间，腿能活动吗

腰椎穿刺术后平卧期间，患者应避免进行剧烈的腿部活动，如快速移动、大力踢腿等，以防止因活动过度而加重腰部负担或引起不适。虽然需要保持平卧，但患者的腿部可以进行一些轻微的活动，如缓慢地屈伸膝关节、踝关节等。

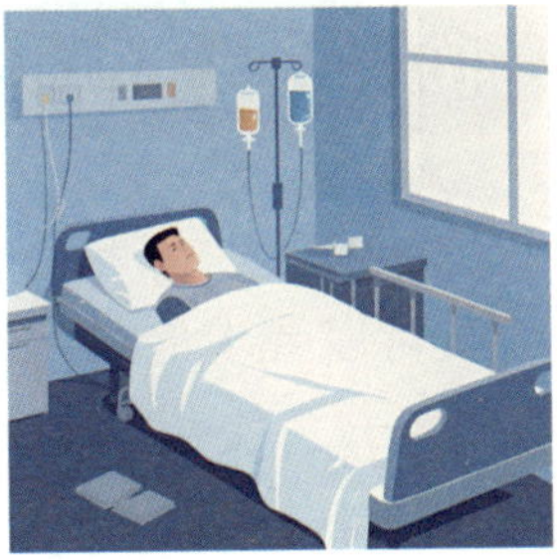

这些活动有助于促进血液循环，缓解长时间平卧带来的不适感。在平卧期间，患者可以在床上进行其他日常活动，如吃饭、喝水、排便等。这些活动应尽量保持头部不离开床面，以避免颅内压的变化。在整个平卧期间，患者应尽量保持平躺姿势，避免翻身或抬头等动作，以确保腰部的稳定和舒适。在平卧结束后，患者可以开始下床活动，但应遵循医生的指导，逐渐增加活动量，避免突然站立或快速行走导致头晕、乏力等不适症状。

100．做肾脏穿刺术前为什么要练习俯卧位－屏气呼吸法

正常情况下，肾脏会随着每次呼吸运动上下移动 1 ～ 2 厘米，当活检针刺入肾脏时，如果不屏气，肾脏发生移动，活检针就会像一把刀对肾脏进行切割，导致出血概率升高。因此在肾脏穿刺术前练习俯卧位－屏气呼吸法，不仅可以提高穿刺成功率，还是预防术后出血至关重要的一步。

101．肾脏穿刺术后在床上可以让他人帮助被动翻身吗

做完肾脏穿刺术后，一般需要严格平卧 4 ～ 6 小时，4 ～ 6 小时后可以寻求他人帮助，在病床上轻微翻身，活动手脚，不要离开病床。术后 24 小时方可以下床。在翻身的过程中，如感到剧烈疼痛，需要及时告知医护人员。

102．肾脏穿刺术后多喝水好还是少喝水好

肾脏穿刺术后要适当多喝水，勤排尿，这样可以冲刷尿道，防止出血堵塞尿道，引起肾绞痛。

103．肾脏穿刺术后解不出小便，有什么方法可以帮助患者尽快在床上解出小便

肾脏穿刺术后 24 小时内需要严格卧床休息，避免因活动导致肾周出血。穿刺术前需做床上排尿训练，可采取营造隐蔽环境、听流水声、温敷、听舒缓音乐等方式刺激尿意，必要时进行导尿。

104．肾脏穿刺术后为什么要观察尿的颜色

因为肾脏穿刺术后，可能会出现肾脏穿刺点局部出血的情况，这种出血可通过肾脏进入尿道，随尿液排出。可通过观察患者尿液的颜色、性状，判断肾脏穿刺术后是否有肾脏出血。

105．做完肾脏穿刺、腰椎穿刺之后，穿刺点的敷料要贴多久

肾脏穿刺和腰椎穿刺的穿刺点伤口较小，容易恢复，大多在 1 天后局部皮肤伤口即可结痂不再出血。穿刺点覆盖敷料的

主要作用是保护创口、避免感染，术后 3 天内不宜沾水，避免伤口敷料浸湿。若是敷料脱落，需告知医护人员及时更换。一般 3 天后去掉敷料有一针尖大小瘢痕，1 周左右自愈。若凝血功能较差或者存在凝血功能障碍的患者，穿刺点伤口愈合较慢，可适当延长敷料粘贴时间。

106. 骨髓穿刺术后需要卧床多长时间

一般骨髓穿刺术后，如穿刺部位无渗血等不适，不需要严格卧床。有条件者可以卧床休息 30 分钟左右，如果没有明显不良的反应，就可以正常下床活动。

107. 骨髓穿刺术后多久可以撤去纱布、洗澡

骨髓穿刺术是通过专用穿刺针抽取极少量骨髓进行化验检查，以协助疾病诊断及疗效观察。穿刺部位皮肤初期需要使用无菌敷料覆盖，如出现渗血渗液或红肿热痛表现，可就诊当地医院进行消毒处理。如穿刺部位无红肿热痛及渗血渗液等异常表现，可在穿刺 3 天后去除敷料。穿刺点术后 3 天内不宜沾水，避免造成局部感染，3 天后才可以考虑洗澡。

108. 什么是右心漂浮导管

右心漂浮导管是确诊肺动脉高压、明确血流动力学 / 氧动力

学指标、筛查肺动脉高压病因、进行急性肺血管扩张试验、肺动脉高血压治疗效果评估的重要手段。右心漂浮导管检查是使用气囊漂浮导管经右心插管进入肺动脉，测量肺动脉楔压，从而对肺动脉压力进行准确的评估。

109．右心漂浮导管检查前可以吃饭吗

可以。右心漂浮导管检查前不需要空腹准备，但检查前一餐以六分饱为宜，可以吃易于消化的食物，不建议吃海鲜、牛奶、油腻的食物，以免检查后卧床时出现腹胀、腹泻。

110．做完右心漂浮导管后绷带要压多久

右心漂浮导管通常选取大血管穿刺（如右颈内静脉等）将导管送入肺动脉。为避免出血，需要在拔管后加压包扎穿刺部位，24 小时后方能拆除弹力绷带。

111．做右心漂浮导管检查对心血管有影响吗

如果患者合并心内膜炎、肺动脉疾病、血栓斑块、房室传导阻滞、严重凝血功能异常等情况，考虑进行右心漂浮导管检查会加重病情，医生会综合权衡利弊后给出诊疗方案。通常情况下，选择具有操作资质且技术成熟的医疗机构行右心漂浮导管检查是安全的，术后会密切监测一段时间患者病情变化。

112．合并糖尿病的患者做各种穿刺影响伤口愈合怎么办

糖尿病患者由于疾病原因，糖基化终末产物诱导炎性因子的产生，干扰胶原合成，从而对伤口愈合产生破坏性影响，增加感染风险。穿刺检查的创面较小，一般预后情况较好。对于糖尿病患者是否需进行穿刺检查，应结合病情，权衡利弊。如必须进行穿刺检查，需在穿刺前后严格控制血糖、加强营养，重点关注穿刺点护理，促进伤口的愈合，如出现愈合不良，及时就诊。

五 风湿免疫病常规护理注意事项

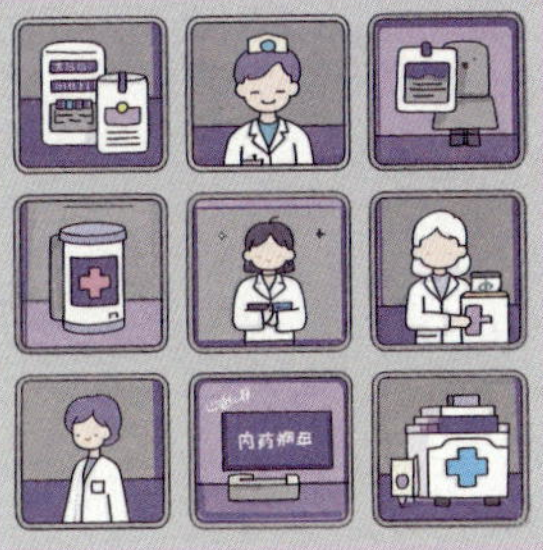

113. 磺脲类降糖药如果忘记吃了怎么办

磺脲类降糖药如果忘记吃了，按如下方式处理（表 2）。

表 2 磺脲类降糖药漏服处理方法

类别	常见药物	漏服后处理
短效磺脲类降糖药	格列齐特、格列喹酮、格列吡嗪	如果在刚吃完饭之后、下一餐之前发现忘记吃，应根据自身的血糖情况减半补服；但如果发现时已经离进食下一餐不足 1 小时，则无需补服
长效磺脲类降糖药	格列美脲、格列齐特缓释片、格列吡嗪控释片	如果在午餐前发现忘记吃，可按原来的量补服；如果吃完午餐才发现，则根据平时血糖控制好坏决定是否补服或减半补服

114. 双胍类降糖药如果忘记吃了怎么办

双胍类比较常见的药物有二甲双胍、苯乙双胍。这类药物如果在应服药时间 1 小时内发现忘记吃，可以直接按原来的量补服；如果在应服药时间 1 小时后才发现，则根据自身的血糖情况减半补服；如果吃完晚餐才发现忘记吃，为了防止夜间低血糖发作，则无需补服。

115. α-糖苷酶抑制剂类降糖药如果忘记吃了怎么办

α-糖苷酶抑制剂类降糖药比较常见的有阿卡波糖、伏格列波糖。这类药物需要和食物一同服用才能发挥药效，所以如果在吃饭过程中发现忘记吃，应立刻按原剂量补服；如果在餐后才发现，则无需补服。

116. 噻唑烷二酮类和 DPP-4 抑制剂类降糖药如果忘记吃了怎么办

噻唑烷二酮类和 DPP-4 抑制剂，常见的药物有吡格列酮、西格列汀、沙格列汀。这类药物如果忘记吃，可以随时按原来的量补服。

117. 降压药是空腹吃还是餐后吃

不同种类的降压药发挥作用的机制及药物不良反应存在差异，因此应根据它们的药物特性决定空腹吃或餐后吃。建议空腹吃的降压药包括卡托普利、培哚普利、美托洛尔、阿替洛尔、比索洛尔、阿罗洛尔；建议餐后吃的降压药包括西尼地平、螺内酯。其余降压药空腹或餐后服用都可以。

118. 碳酸钙是应该餐前、餐后还是随餐服用

碳酸钙是一种离子化合物，可用作钙补充剂或抗酸剂。根据碳酸钙不同的适应证，服药时间也会不同。碳酸钙作为钙补充剂时，每次服用剂量≤ 500 毫克，与食物一起服用吸收量最大，

因此建议随餐服用；作为抗酸剂时，碳酸钙通过升高胃酸的 pH 来降低胃酸消化和胃蛋白酶活性，饭后 1 小时服药最佳，因为此时胃酸分泌增多，胃的排空速度最慢，胃内 pH 开始迅速下降，此时服药能够发挥最大的中和胃酸能力。

119．空腹检查还能吃降糖药、降压药吗

高血压患者通过长期规律口服降压药让血压达到相对稳定状态，防止由于高血压导致的各种靶器官损害，如心、脑、肾损伤等，而如果突然停用降压药，可能会导致血压升高，增加心脑血管事件的风险。建议小口水送服降压药，这样既能保证血压的稳定，也不会对空腹检查的结果造成影响。

糖尿病患者经过一段时间的空腹，再服用降糖药，会增加低血糖发生的风险，甚至诱发心脑血管事件，因此空腹检查前不应服用降糖药，包括短效注射用胰岛素，如门冬胰岛素、谷赖胰岛素等，需等完成检查后进餐时再服用或注射。

120．护士通知今晨抽血，凌晨 2 点的药可以吃吗

清晨空腹状态时机体大致处于基础代谢状态，可以减少代谢活动对检查结果的干扰。空腹抽血是为了能统一检查状态，以便多次检查结果进行对比判断。很多药物可能会干扰检测结果，应提前咨询医生是否需要停药或暂缓服用。对于因病情不

能暂缓服用的药物，如降压药、降糖药、抗凝药等，应以不超过 100 毫升的水送服。

121. 当天空腹检查，口服药能吃吗

空腹检查一般包括上腹部超声检查、胃镜、肠镜检查、碳 13 和碳 14 尿素呼气试验检查等。空腹并不代表不能服用药物，如果贸然停用每天必须要服用的药物，可能会引起严重后果，一般降压药、降糖药、抗心律失常药及抗癫痫药物等都不能随意停用。具体是否需要停药还应根据实际情况和医嘱进行判定。

122. 明天有抽血，肠内营养 / 鼻饲营养液晚上需要停吗

抽血前是否需要停用肠内营养 / 鼻饲营养液，视具体检验项目决定，护士会提前告知患者是否需要空腹。

部分检验项目指标在一天的不同时间，不论空腹还是餐后都较为恒定，因此不需要空腹抽血化验，包括血常规分析、糖化血红蛋白、甲状腺功能、凝血功能、红细胞沉降率、C 反应蛋白、心肌标志物、肌酶、性激素六项、乙肝抗原抗体谱、丙肝抗体、梅毒及 HIV 抗体、免疫五项、肿瘤标志物、风湿免疫病相关自身抗体等。

部分检验项目指标受饮食影响较大，因此需要空腹抽血化

验，包括肝功能（主要是胆红素、转氨酶）、肾功能（主要是血尿素和血尿酸）、血糖、血脂、空腹胰岛素、空腹C肽、血液黏度检查、血生化（各种离子）等。

123. 胰岛素的注射部位应该怎么选

胰岛素采取皮下注射，注射部位主要有腹部、上臂外侧、大腿内侧、臀部（图1）。临床最常用的注射部位是腹部及上臂外侧，居家使用时以腹部为首选注射部位，药物吸收比较快速和完全。腹部注射具体部位是以脐部为中心，周围5厘米外的部位为宜。轮换注射部位能有效预防皮下脂肪增生。

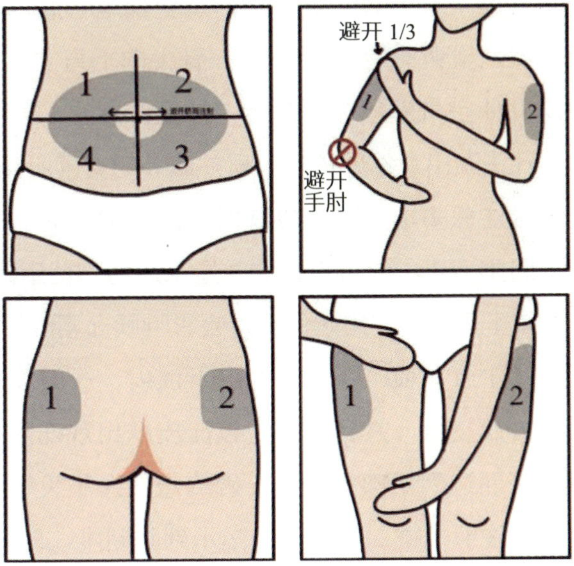

图1　胰岛素注射部位

124. 注射胰岛素的注意事项有哪些

（1）胰岛素的储存与检查：未开封的胰岛素（包括瓶装胰岛素、胰岛素笔芯和胰岛素预充注射笔）应储藏在 2 ～ 8℃的环境中，切勿冷冻。避免冷冻和阳光直射，防止反复震荡。已开启的、正在使用的胰岛素，应当在室温（15 ～ 30℃）下贮存不超过 30 天，或按照生产厂家的建议贮存，且不超过有效期。使用前应仔细检查胰岛素类型、颜色性状和有效期。胰岛素正常应无色、澄清，如发现胰岛素出现浑浊、变色等异常需及时更换。

（2）混匀及排气注意事项：预混胰岛素使用前应轻轻地水平滚动和翻转数次混匀，不可剧烈摇晃，避免笔芯内产生气泡，影响注射剂量的准确性。每次使用前及更换笔芯后均应排尽笔芯内空气，将剂量调节旋钮拨至 2U，针尖向上直立，手指轻弹笔芯架数次，使空气聚集在上部后，按压注射键，直至看见一滴胰岛素从针头溢出，然后核对医嘱并调节剂量至所需刻度。

（3）消毒注意事项：消毒皮肤时，以注射点为中心，用酒精由中间向周围消毒，消毒直径约 5 厘米。切勿使用碘伏消毒，因为胰岛素属于蛋白质，用碘伏消毒会影响胰岛素的活性。

（4）注射注意事项：胰岛素为皮下注射，一般腹部注射胰岛素不需要捏起皮肤，并且应避免按压皮肤出现凹陷，以防止针头刺入过深而达到肌肉组织，正确的做法为笔尖轻轻抵住皮肤后完全按下注射推键，直到剂量指示到 0 刻度，停留 10 秒后再拔出针头，使药物更好地吸收。

（5）更换针头注意事项：胰岛素笔注射针头建议一次性使用，注射完后将外针帽放于桌面，单手将针头套入，小心将外帽完全盖上，然后拧下针头，妥善丢弃，避免针刺伤。

125．系统性红斑狼疮患者尿液中有好多泡沫，正常吗

尿液中泡沫较多的情况需区分是正常泡沫还是病理性泡沫。一般情况，在排尿过程中，尤其男性，尿液冲击水面混杂空气，空气和水混合在一起形成泡沫，静止后泡沫一般会逐渐消失。如若泡沫一直未消失，说明尿液中可能含有蛋白质，又称为蛋白尿。蛋白尿是肾脏损伤的特异性表现，如出现异常泡沫尿，需遵医嘱进行尿常规检查，必要时进行 24 小时尿蛋白定量测定，明确是否存在肾脏损伤。

126．女性患者处在月经期是否可以留取尿标本

不可以。尿液相关检查根据检查项目的不同可反映机体代谢情况，评估肾脏功能。女性在月经期间阴道有出血，留取尿标本时很可能有血液混入，导致尿标本中出现红细胞、白蛋白、白细胞等偏高的情况，不能判断这种结果是尿液中的指标异常还是阴道出血造成的假性异常。

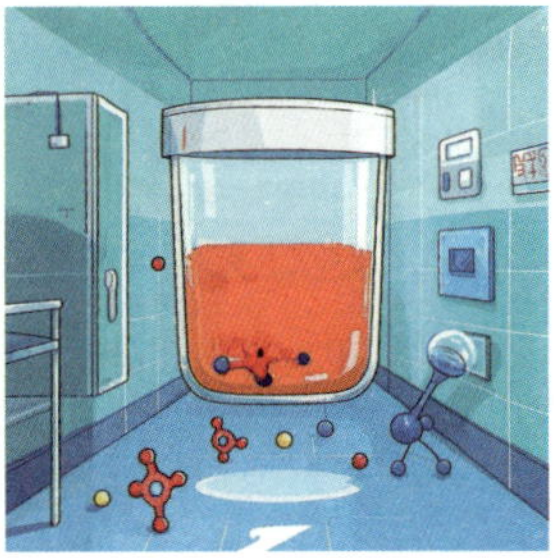

127. 医生让留痰标本，一直都没有痰怎么办

痰标本不易留取时，可在晨起漱口后，咳出深部痰送检。如果痰液一直较少，可以遵医嘱进行雾化吸入诱导排痰留取痰液标本。如果必须留取标本，而患者又无法自行排痰，可经气道吸痰收集标本（此方法对神志清楚的患者痛苦较大，一般不采用）。

128. 医生让留便标本，近两天都没有大便怎么办

便标本不易留取时，可适当多饮水、食用富含膳食纤维的食物，还可以遵医嘱口服乳果糖、聚乙二醇 4000 散等通便药物软化大便。如以上方法效果不佳，可遵医嘱使用开塞露或甘油灌肠剂等刺激肠道蠕动使大便排出。

129. 做增强 CT/ 增强核磁为什么一定要让家属陪同

增强 CT/ 增强核磁检查需要注射造影剂，可能会导致部分患者发生过敏反应，严重者可能发生过敏性休克危及生命。因此进行这些检查需要家属陪同，观察患者有无不舒服，如皮肤发红、起红疹、憋气等。如果出现以上症状应及时告知医生，及时处理，有时还需要家属签署一些医疗文书。

130. 有钛金属假牙或节育环，可以做核磁吗

磁共振检查的仪器能够吸引铁磁性的物品，可能会影响成像质量和诊断，甚至导致严重的伤害或危及生命。钛金属假牙属于固定假牙，患者有钛金属假牙可以做磁共振检查，只是对成像可能会形成干扰。宫内节育器以活性节育器为主，目前研究没有发现宫内节育器在 3.0T 及以下场强的磁共振检查中会发生明显不良反应，但可能在节育器周围产生伪影。因此，建议在检查前与医生 / 技师主动沟通，在确认没有安全风险和影响的条件下再进行检查。

131. 不想吃糖尿病饮食，改为普食可以吗

不可以。糖尿病的治疗离不开“五架马车”，即饮食、运动、药物、认知、监测，其中饮食是根本。“民以食为天”，糖尿病患者的饮食是稳定血糖的重要因素之一，如饮食稍不注意，血糖则会直线上升；还有一些糖尿病患者一边大吃特吃，一边加大胰岛素用量，在此过程中易引起各种并发症。糖尿病患者坚持科学合理的饮食，能对血糖控制起到事半功倍的效果，甚至可以减少降糖药物用量。

132. 吃了医院的糖尿病饮食，血糖为什么升高了

血糖的控制不单单依靠饮食控制。住院期间，如果长期睡眠不足或者是睡眠时间不规律，会使人体的交感神经过于兴奋，从而促使肾上腺素及其他有升糖作用的激素过度分泌，对血糖值会造成影响。同时还可能会诱发高血压等一系列并发症。住院期间不进行运动或运动量减少的话，也会影响血糖值的稳定，从而出现血糖难以受控的情况。另外，如果风湿免疫病患者住院期间应用大剂量激素治疗，也会导致血糖升高。所以住院患者要做好饮食、作息、运动等方面的调理，并且要遵照医嘱服用药物或者是注射胰岛素进行治疗。

133. 尿蛋白升高了，还能吃含蛋白质的食物吗

蛋白质是人体日常所需的营养物质，需要从日常饮食中摄取。风湿免疫病患者尿蛋白升高可能是由于近期蛋白质摄入过多或存在肾脏疾病，需要定期监测尿蛋白数值。如尿蛋白持续偏高应及时就医，同时降低蛋白质在日常饮食中的比例，即减少摄入鸡蛋、豆类等高蛋白食物，改为摄入鸡肉、蔬菜等低蛋白、优质蛋白食物。

134. 营养液可以加热吗

肠内营养液是通过胃肠道吸收给机体提供营养的一种方式，常用于无法正常进食或需要高营养的患者。肠内营养液适当加温可降低腹胀、便秘、胃潴留的发生率，最适宜食用温度是 37 ～ 40℃，与人体的体温相似，有利于营养液的吸收和利用。若营养液温度过高，可能会损伤肠道黏膜，甚至导致消化道出血等并发症。若营养液温度过低，可能会引起胃肠道不适、腹泻等症状。

135. 安素用热水还是冷水冲

安素是一种复方制剂，其主要成分为蛋白质、脂肪、碳水化合物、维生素、矿物质，适用于成人或四岁及以上的儿童，可口服或管饲，临床中以口服多见。说明书建议每日 3 次，每次 6 勺安素 +200 毫升水搅拌溶解后口服。实际制备时，可以先在杯中加入 200 毫升凉水或温水，再一边缓慢搅拌一边加入安素粉剂 55.8 克（约 6 勺）。不建议水温超过 50℃，以免破坏其中的营养成分。

136. 外周血氧饱和度不低，也没觉得憋气，为什么医生看了血结果还是建议吸氧

通过抽血化验可以测量动脉血氧饱和度（SaO_2），即动脉血

中血红蛋白实际结合的氧含量与血红蛋白能够结合的最大氧量之比。SaO_2 与指氧监测仪所测得的外周血氧饱和度（SpO_2）相关性好，可以用 SpO_2 间接反映 SaO_2。但当患者局部血液循环不良时，SaO_2 与 SpO_2 差异就会增大。因此，虽然 SpO_2 不低，也没觉得憋气，但血液检查结果提示 SaO_2 下降时，仍要遵医嘱吸氧治疗。

137．半永久透析管路出院后怎么维护

带有半永久透析管路患者出院后，需保持导管及周围皮肤干燥清洁，避免触碰，淋浴时密封防水；定期观察导管及周围皮肤状况，如有异常及时就医。衣物应宽松避免牵扯；减少活动，确保充分休息。患者应定期至医院管路门诊接受专业护理，包括封管与换药，以确保管路维护得当。

138．套管针可以留几天？有什么要注意的吗

国家卫生健康委员会于 2023 年发布了《静脉治疗护理技术操作标准》，其中推荐的外周静脉留置针留置时间为 72 ～ 96 小时。外周静脉留置针的套管比较柔软，不易损伤血管，留置期间可以自由活动，但穿刺部位不宜用力过大、提重物或做剧烈运动，以免引起大量回血。保持穿刺部位敷料的清洁、干燥，不可沾水。如果发现套管针内回血较多，穿刺部位疼痛、肿胀，

敷料卷边等情况，要及时告知护士。

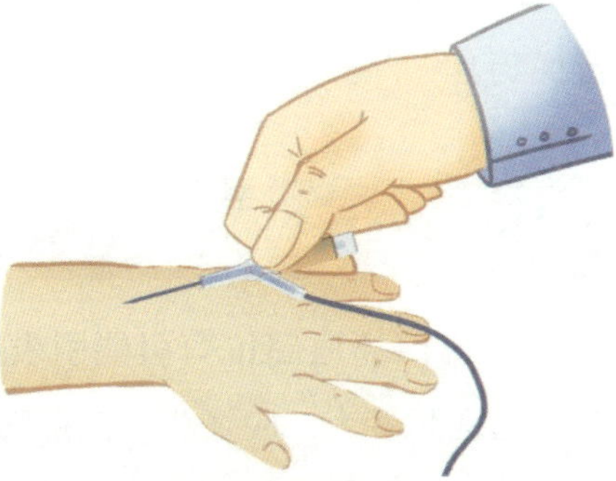

139. 静脉输液的时候血管条件不好，都是得病造成的，对吗

不完全是。穿刺血管的选择和穿刺的难易程度受患者年龄、疾病、营养状态、治疗用药、皮肤情况、血管情况等多种因素影响。部分风湿免疫病对血管粗细、弹性等有一定的影响。对于外周静脉留置困难且输液时间较长的患者，推荐评估是否符合“外周穿刺置入中心静脉导管”的置管条件，减少反复进行外周静脉留置针穿刺的痛苦。

140. 血管炎导致的坏疽的地方应该如何处理

风湿免疫病合并肢端坏疽的主要原因是肢端血液循环障碍导致患者肢端缺血及坏死。日常应尽可能保持坏疽处清洁干燥，避免感染。注意使用清洁、松紧合适的手套/鞋袜进行保暖，保持肢端血液循环。如坏疽处出现脓性分泌物，应及时前往医院诊治，遵医嘱进行换药。

141. 手指伤口坏疽可以用温水泡手吗

不可以。用水浸泡伤口坏疽部位有可能引发细菌感染，从而导致病情加重或坏疽面积变大。应注意手部保暖，避免受凉。

142. 风湿免疫病患者应该怎样预防感染

（1）尽量少去人群密集场所，稳定期患者可接种预防疫苗（活动期患者及过敏体质者除外）。

（2）维持口腔与外阴清洁。

（3）防范感冒与饮食不洁。

（4）注重皮肤保护，防止破损与挤压。

（5）遇感染症状及时就医。

（6）适量运动锻炼，增强体质和免疫力，全方位守护健康。

143. 得了风湿免疫病后面部有皮疹，还能化妆吗

如果患者面部皮疹较为严重且为新发皮疹，不建议化妆。如果面部皮疹已消退且皮肤无明显破溃，可选用温和、刺激性较小的化妆品。系统性红斑狼疮患者通常有敏感性皮肤倾向，在

选择化妆品时应特别注意产品对敏感肌肤的适用性，避免使用含有香料、染料和刺激性成分的化妆品。如果化妆后出现异常皮肤反应，应立即停止使用并咨询医生。

144．出院回家后还需要用西吡氯铵 / 碳酸氢钠漱口吗

西吡氯铵漱口水是一种药用型漱口水，可以有效改善口腔内的炎症性环境，杀除细菌，缓解炎症反应。碳酸氢钠漱口水也是一种药用型漱口水，可以起到辅助治疗口腔真菌感染的作用。风湿免疫病患者多数会长期服用糖皮质激素类药物，导致人体免疫力降低，容易出现口腔炎症反应甚至真菌感染，因此需要使用漱口水维持口腔健康。碳酸氢钠漱口水可以让口腔形成一个碱性环境，从而营造一种不适宜真菌生长的环境，抑制真菌生长。但长期使用漱口水会造成口腔内菌群失衡，影响口腔正常生态环境。因此，患者出院回家后是否需要继续使用，使用多长时间，均需要遵医嘱进行。

145．风湿免疫病患者出院后做哪些运动比较合适

患者出院后应根据自己的身体状况和体能水平，选择适合的运动方式和强度，避免过度运动导致身体损伤，运动期间心率应该维持在 60 ～ 90 次 / 分，不建议超过 100 次 / 分。可进行

下列低强度运动。

（1）散步：散步是一种简单且易于坚持的低强度有氧运动，能够增强心肺功能，促进血液循环，同时关节负担相对较小。患者可以根据自身情况调整散步的速度和时间，以身体微微出汗为宜。

（2）游泳：水的浮力可以减轻身体重量对关节的压迫，使关节在较为轻松的环境下进行活动。游泳能够锻炼全身肌肉，增强关节灵活性，适合风湿免疫病患者。但需注意选择适宜的泳池水温，避免受凉。

（3）骑自行车：骑自行车也是一种适合风湿免疫病患者的有氧运动，可锻炼腿部肌肉，对膝关节压力相对较小。但需注意骑行姿势和时间，避免过度劳累。

（4）太极拳：太极拳动作缓慢、流畅，注重呼吸与动作的协调，能够活动全身关节，增强身体的柔韧性和平衡性。太极拳适合风湿免疫病患者进行锻炼，有助于提高身体素质和免疫力。

（5）瑜伽：瑜伽练习注重身体的伸展和平衡，有助于提高身体柔韧性和平衡能力，缓解肌肉紧张。但需注意选择适宜的瑜伽动作，避免过度拉伸导致关节损伤。

146．关节炎患者早期诊断后应该怎样锻炼

关节炎患者早期诊断后如在病情活动期应注意卧床休息，以减轻关节疼痛的困扰，使肿胀关节处于功能位。在病情缓解

期可尝试适合自己的运动方式，运动量要循序渐进，可进行各个关节的功能锻炼，其目的在于预防关节变形，增强肌肉力量。

147. 皮肌炎患者可以做肌肉力量训练吗

皮肌炎患者要根据具体情况，选择适宜的肌肉力量训练。皮肌炎患者在病情活动期需要以卧床休息为主，这个时候不能进行肌肉锻炼，但是需要进行被动运动，以防出现肌肉萎缩。当患者肌酶逐渐下降，肌无力症状好转以后，就需要针对病变的肌肉进行功能康复锻炼，如适当慢走或者是在器械上进行医学康复锻炼。初期的肌肉功能康复锻炼都需要在专科医师指导下进行。

148. 狼疮肾炎患者病情活动期适合运动吗

一般来说，在病情活动期，狼疮肾炎患者应以休息为主，避免剧烈运动，以免加重病情。狼疮肾炎在活动期，患者可能会出现蛋白尿、血尿、高血压等症状，肾脏功能受损，此时需要特别注意保护肾脏，避免进一步的损害。在病情活动期，如果进行剧烈运动，可能会加重肾脏的负担，导致肾脏功能进一步下降。狼疮肾炎患者的免疫力通常较低，剧烈运动可能导致身体疲劳，增加感染的风险。在病情活动期，狼疮肾炎患者应以卧床休息为主，避免过度活动和运动。如果病情相对稳定，且医生认为可以进行轻度活动，患者可以选择散步、瑜伽等低强度的运动方式，但需注意运动时间和强度，避免过度劳累。

149. 得了肺动脉高压还能运动吗

能。《中国肺动脉高压诊断与治疗指南（2021 版）》对运动康复做出了推荐：肺动脉高压患者应该在药物治疗的基础上，在专业指导下进行运动康复训练。运动康复训练可以改善肺动脉高压患者的六分钟步行距离、心肺功能和生活质量评分。针对肺动脉高压稳定期患者（肺动脉压 WHO Ⅰ、Ⅱ、Ⅲ级均可进行锻炼，Ⅳ级不能进行锻炼）的运动训练常用项目为呼吸肌训练、有氧运动、抗阻力训练。

150. 运动后脚肿了，怎么办

风湿免疫病患者运动过度脚肿了，需要及时抬高患肢，有利于下肢静脉回流，进行间断冷敷，每次冷敷 10 ～ 15 分钟，每天冷敷 3 ～ 4 次，可以有效地缓解局部疼痛和肿胀。而且冷敷后破裂的毛细血管会有部分闭合，能够促进肿胀、炎症的消退。如果患者脚部有明显的疼痛、肿胀，可以在医生指导下使用红花油、云南白药气雾剂等药物，口服迈之灵、布洛芬缓释胶囊等药物，能够起到活血化瘀、消肿止痛的作用。

151. 患者出现下肢水肿，需要注意什么

风湿免疫病患者出现下肢水肿，应该注意观察病情变化、调整饮食、促进下肢血液循环、避免长时间站立或久坐、做好皮肤护理等。患者应注意观察水肿的凹陷程度、部位，伴随症状是否发生变化。饮食中注意限制钠盐和水分的摄入，特别是有肾功能不全和高血压的患者，每日摄入钠盐的量不应该超过6克。尽量避免长时间保持同一姿势，定期活动腿部，避免久坐或久站。如果足部、脚踝等部位有明显水肿，可能导致皮肤变薄甚至血清样渗出，患者应穿质地柔软的袜子，并保持皮肤干燥清洁。

152. 下肢水肿的患者，喝水有什么限制吗

一般需要根据水肿程度及尿量来限制喝水量。若每日尿量能达到1000毫升以上，一般不需要严格限制喝水量，避免过多饮水即可。若每日尿量小于500毫升或下肢水肿的症状比较严重，应根据医嘱严格限制每日水分的摄入，其中包括饮食、饮水、服药、输液等各种途径进入体内的水分。

153. 出院回家了，为什么还要定期去医院复查

风湿免疫病大部分均为慢性病，治疗是长期的过程，出院后仍需要定期的复查随诊。随诊是确诊疾病后再次对病情的监

测评估，复查能连续、动态地了解治疗的进度和出现的问题，及时发现问题及时解决。如果病情好转，需要确定有无必要继续用药及药物的疗程。如果病情没有好转，需要重新评估病情，调整治疗方案。